Ernährung und Gesundheit

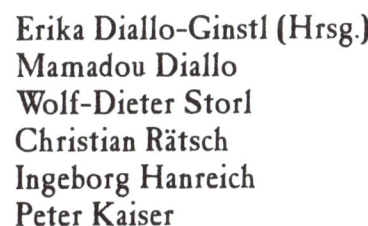

Erika Diallo-Ginstl (Hrsg.)
Mamadou Diallo
Wolf-Dieter Storl
Christian Rätsch
Ingeborg Hanreich
Peter Kaiser

Ernährung und Gesundheit

Von anderen Kulturen (essen) lernen

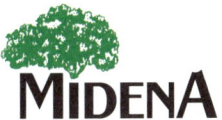

MIDENA

Die Deutsche Bibliothek – CIP-Einheitsaufnahme

Ernährung und Gesundheit : von anderen Kulturen (essen) lernen /
Erika Diallo-Ginstl (Hrsg.). Mamadou Diallo ... – Augsburg : Midena, 1997
ISBN 3-310-00409-0

MIDENA VERLAG, AUGSBURG
© 1997 Hampp Verlag GmbH, Stuttgart/NATURA MED VERLAGSGESELL-
SCHAFT m.b.H., Neckarsulm

Reihenherausgabe und Konzeption: Christine E. Gottschalk-Batschkus
Redaktion: Claudia Müller-Ebeling

Umschlaggestaltung: Winfried Bährle
Umschlagfoto: Institut für Auslandsbeziehungen, Stuttgart
Layout: Andrea Burk
Reproduktion: Cyblon Computergrafik GmbH, Höchberg
Satz: pws Stuttgart
Druck und Bindung: Franz Spiegel Buch GmbH, Ulm
Gesamtherstellung und Produktion: Hampp Verlag GmbH, Würzburg

Bildnachweis: Diallo-Ginstl, Erika: 81, 82, 86, 97, 101; Kaiser, Peter: 62, 68, 78; mt-color: 18, 108, 109, 1, 114; Paysan Bildarchiv: 65, 84, 85, 92, 99; Rätsch, Christian: 14, 17, 20, 26, 33, 45, 47, 51, 53, 54, 56, 58, 63, 66, 69, 71; TK: 105, 113; Subramaniya, Krishna: 111, 114

Printed in Germany
ISBN 3-310-00409-0

Vorwort

„Nahrung ist Leben!" oder „Man ist, was man ißt", so lauten die alten Sinnsprüche zur Ernährung, die in der modernen, schnellebigen Zeit nur noch selten die Beachtung erlangen, die sie verdienen. Das ist schade, denn sie enthalten tiefe Wahrheiten. Körper und Geist können sich schließlich nur aus den Bestandteilen aufbauen, die wir ihnen als Nahrung zuführen.

Dieser Band macht mit den Grundlagen der Bedürfnisse des Körpers (und damit auch des Geistes) nach Essen und Trinken vertraut und weiht in die Geheimnisse der gesunden Ernährung ein. Schließlich zeigt er Auswege für jeden, der sich angewöhnt hat, zuviel vom Falschen zu essen. Bedingt durch Industrie und Reichtum unserer Gesellschaft hat sich der Konsum vieler, zum Teil schädlicher, Nahrungsmittel wie Zucker, Fett oder Weißmehlprodukte durchgesetzt – und damit auch das Risiko erhöht, an Gicht, einer Fettstoffwechselstörung oder an Diabetes zu erkranken.

Die ethnomedizinische Forschung schaut über den Tellerrand unserer Kultur hinaus und enthüllt verblüffende Zusammenhänge zwischen Nahrung und Lebensqualität. Wir lernen Erstaunliches über unsere Gesundheit, wenn wir die seit Jahrhunderten oder gar Jahrtausenden gepflegten Ernährungsweisen anderer Kulturen betrachten. So sind bei verschiedenen Naturvölkern ernährungsbedingte Krankheiten wie Gicht, Adipositas, Arteriosklerose und auch der Herzinfarkt weitgehend unbekannt. Konkrete Ernährungstips helfen, dieses Wissen umzusetzen und anzuwenden.

Innere Reinigung des Körpers, Fitness und geistige Leistungskraft, körperliches Wohlbefinden und Liebeskraft bis ins hohe Alter lassen sich so – ohne jede Zauberformel – bewahren.

Christine E. Gottschalk-Batschkus
Vorstandsmitglied der Arbeitsgemeinschaft Ethnomedizin e.V.

Inhalt

Ernährung, kulturelle Identität und Bewußtsein

Eine kulturanthropologische Betrachtung von Wolf-Dieter Storl

Brahman ist Nahrung. Nur wer sich gewahr ist,
daß er Gott ißt, ißt wirklich.

(Taittireya Upanishad)

Wer weiß heute über eine richtige Ernährungsweise noch Bescheid –
bei all den Schreckensmeldungen über gentechnisch veränderte
Nahrungsmittel, schädigende Einflüsse einer vergifteten Umwelt
oder Sensationsberichten über Wunderdiäten? Gewachsene kuli-
narische Traditionen verebben zusehends und die von einigen Er-
nährungsexperten angebotenen Ratschläge sind oft widersprüchlich
und nach einigen Jahren schon widerlegt. Schuld daran ist, unter
anderem, die teilweise einengende Überspezialisierung mancher
Ernährungswissenschaftler und ihre teils einseitige Ausrichtung, die
sich vor allem auf die chemischen Bestandteile der Nahrungsmittel
konzentriert.

Ergänzend bietet sich eine ganzheitliche Betrachtungsweise der
Kulturanthropologie an, eine Völkerkunde, die kulturverglei-
chend arbeitet und auch die Vergangenheit in ihre Überle-
gungen mit einbezieht. Sie kann etwas über das arttypische
Ernährungsverhalten unserer vorgeschichtlichen Vorfahren
aussagen, über unsere biologische und kulturelle evolutionäre
Prägung. Zugleich ermittelt sie im ethnographischen Vergleich
die Bandbreite der vielfältigen Unterschiede und Möglichkeiten
der menschlichen Ernährung. Auf diese Weise ergänzt die

Kulturanthropologie die Erkenntnisse der Ernährungswissenschaft und der Ethnomedizin.

Werfen wir also zunächst einen Blick in die vor- und frühgeschichtliche Vergangenheit des Menschen.

Der Mensch – Ein unspezialisierter Allesfresser

Wenn man die Tiere genau beobachtet, erstaunt es immer wieder, wie gut diese an ihre Umwelt angepaßt sind. Sie sind, wie der Schlüssel dem Schloß, ihrem Lebensraum eingepaßt und bewegen sich in ihm, auch in Bezug auf ihre Nahrung, mit bewundernswerter „Instinktsicherheit".

Die Gattung *Homo sapiens* ist dagegen an keine bestimmte ökologische Nische gebunden. Der Mensch ist, wie die Anthropologen hervorheben, ein unspezialisiertes Lebewesen. Diese Unspezialisiertheit läßt sich schon an körperlichen Merkmalen ablesen. Seine Fortpflanzungsaktivität kennt keine begrenzte, dem Jahreszyklus angepaßte Brunftzeit. Seine greifenden Hände, Erbe der Amphibien des späten Paläozoikums, haben sich nicht einseitig spezialisiert, etwa zu Hufen mit Klauen oder bekrallten Pfoten. Auch am Gebiß und an den Kaumuskeln sieht man, daß der Mensch von Natur aus ein unspezialisierter Allesfresser ist.

Im Miozän – vor ca. 26 – 7 Millionen Jahren – waren die prähominiden Vorfahren des Menschen noch dem Biotop des tropischen Urwalds angepaßt. Mit ihren Schneidezähnen konnten sie ebenso leicht Obst anbeißen oder Zweigspitzen abbeißen, wie sie mit ihren Eckzähnen Nüsse oder harte Schalen knacken oder auch Rivalen Drohungen signalisieren konnten. Mit den kleinen Backenzähnen und den Mahlzähnen konnten sie Körner, Nüsse, Blätter und Insektenleiber zu Brei zermahlen. Wie die Schimpansen, die gelegentlich Vögeln und kleineren Affen nachpirschen, verschmähten sie auch Fleisch nicht. Ihr unspezialisiertes Verdauungssystem konnte das alles problemlos bewältigen.

9

Als Baumbewohner waren unsere vormenschlichen Vorfahren weniger auf das Riechen angewiesen als die oft nachtaktiven Bodenbewohner, dafür aber um so mehr auf das Sehen. Ihr Sehvermögen war stereoskopisch, d. h. körperlich-räumlich, so daß sie Entfernungen gut ermessen und das Sehen mit dem Greifen koordinieren konnten. Dies erlaubte ihnen auch, Farben zu erkennen. Für das Überleben in den Bäumen war das von höchster Bedeutung.

Neben Fleisch, das zwar begehrt aber selten zu haben war, gehörte vor allem süßes, rotes, gelbes und orangefarbenes Obst zur ihrer Lieblingsspeise und stellte eine willkommene Abwechslung zum langweiligeren Grünzeug dar. Auch bunte Käfer, die mit ihren Farben Giftigkeit oder auch Bekömmlichkeit signalisieren, konnten sie erkennen. Aufgrund ihrer Fähigkeit, eßbare Früchte an den Farben zu erkennen, spielten die Primaten in der Gesamtheit des Biotops die Rolle eines Verteilers der früchtetragenden Urwaldflora.

Lernprozesse ersetzen das genetische Erbe
Als vor rund 16 Millionen Jahren das Weltklima trockener wurde, schrumpften die ausgedehnten Wälder. Viele Primatenarten starben aus. Unsere Vorfahren verließen die Bäume und bevölkerten die Savannen. Zwar blieb saftiges Obst eine Lieblingsspeise, aber nun wurde die Diät zunehmend durch Samen, Wurzeln und vor allem durch tierisches Protein ergänzt. Die vorgegebene Unspezialisiertheit der Nahrungsbedürfnisse erleichterte die Anpassung an die neue Umgebung. Die vorausgegangene Lebensweise auf Bäumen, die aufrechte Kletter- und Sitzhaltung und die Koordinierungsfähigkeit von Händen und Augen begünstigten den aufrechten Gang und erlaubte den frühen Menschen, Steine und Stöcke zu tragen, mit denen sie den Raubtieren ihre Beute streitig machen oder selber jagen konnten.

Die erblich bedingte Anpassung an eine artspezifische ökologische Nische und die dazugehörige Instinktsicherheit in Bezug auf Nahrung nahm im Prozeß der Menschwerdung ab. Dadurch wurde es wichtiger, neue mögliche Nahrungsquellen auszuprobieren, Erfahrungen zu sammeln und sie an Folgegenerationen weiterzugeben. Behauene Steinwerkzeuge stellen die ersten Zeugnisse von generationsübergreifenden, tradierten Erfahrungen dar. Sicherlich wurden auch Erfahrungen bezüglich eßbarer Pflanzen und Tiere vermittelt und später symbolisch kodiert. Die Anpassung der Frühmenschen an ihre Umwelt basierte also immer weniger auf vererbten, genetisch gesteuerten Verhaltensmustern, sondern wurde nach und nach durch erlernte und kulturell vermittelte ersetzt. Diese kulturelle Anpassung wurde allmählich zur zweiten Natur des Menschen.

Arbeitsteilung bei der Nahrungsbeschaffung

Schon bei den kleinen Gruppen des *Homo Australopithecus* vor rund drei Millionen Jahren entwickelte sich vermutlich die Arbeitsteilung nach Geschlechtern. Die weiblichen Mitglieder der Gruppe sammelten alltägliche Nahrungsmittel wie Früchte, Wurzeln, Knollen, Vogeleier, Blattgemüse, Nüsse und Samen, Insektenlarven und anderes Kleingetier bei Sammelausflügen, an denen sich auch kleine Kinder, stillende Mütter mit Säuglingen, Schwangere und erfahrene Alte beteiligen konnten. Die erwachsenen Männer hingegen widmeten sich mehr der Jagd und dem Heranschleppen der schweren Beute. Im Verlauf der rund drei Millionen Jahre des Altpaläolithikums entsprach dies dem generellen Muster der Nahrungsbeschaffung. Die Handhabung des Feuers, die es ermöglichte, Fleisch oder schwer verdauliche Wurzeln bekömmlicher zu machen und das Nahrungsangebot zu erweitern, hat daran nichts wesentliches geändert.

Arbeitsteilung heute

Diese Arbeitsteilung ist z. B. auch bei den Aborigines, den australischen Ureinwohnern, den Payute und Shoshone der nordamerikanischen Rocky Mountains, den Mbuti-Pygmäen Zentralafrikas oder den San-Buschleuten der südafrikanischen Kalahariwüste zu beobachten – den letzten Wildbeuterstämmen, die ähnlich lebten wie die steinzeitlichen Vorfahren.

Die San der Kalahariwüste

Ein Volk, auf das sich das Augenmerk besonders richtete, sind die San, Buschleute in der Kalahari Südafrikas. Diese letzten noch intakten Naturvölker werden in diesem Zeitalter der globalen Umweltzerstörung und der radikalen Entfremdung der Menschen von den natürlichen Lebensgrundlagen nicht nur für die Wissenschaft zunehmend interessant, sondern können auch uns zeigen, was wir wirklich an Nahrung benötigen.

Ein Team der Harvard-Universität unter Leitung von Richard B. Lee und Irven De Vore betrieb eine Intensivstudie der Dobe-!Kung Buschleute. Die Forscher erwarteten auf ein Wildbeutervolk zu stoßen, bei dem es um das bloße Überleben geht und das mit primitiven Mitteln gegen Hunger und Unterernährung kämpfen muß – die Kalahari ist schließlich eine trockene, unwirtliche Wüste. Monatelang begleiteten sie die !Kung bei ihren Sammel- und Jagdausflügen, wogen jedes Tier, jede Wurzel und jede Nuß, die eingebracht wurde. Sie kalkulierten den Zeitaufwand des Nahrungserwerbs und errechneten die Kalorien und Proteine, die den !Kung zur Verfügung standen. Dabei kam ein erstaunliches Ergebnis zustande:

Jedem San steht eine nahrhafte Diät von täglich 2140 Kalorien und 92,1 Gramm Eiweiß zur Verfügung – das ist weit mehr als die von der U.S.-Gesundheitsbehörde empfohlene Menge für den täglichen Bedarf eines Menschen dieser Körpergröße und in diesem Klima, der auf 1975 Kalorien und 60 Gramm Eiweiß veranschlagt wird. Außerdem ist der Arbeitsaufwand dafür äußerst gering: Bei einem zweistündigen Sammelausflug bringt die Frau im Durchschnitt genug Nahrungsmittel mit, um damit drei Tage ihre Familie, auch die Kinder und Alten, zu versorgen. Nicht mehr als 15 Stunden pro Woche werden benötigt, um den Nahrungsbedarf zu decken. Da die San unmittelbar in und von der sie umgebenden Landschaft leben und keine Energie in einen gigantischen politischen und wirtschaftlichen Überbau investieren müssen, steht ihnen viel Freizeit zur Verfügung, die sie zum gesellschaftlichen Zusammensein, zum

Plaudern und Tanzen benutzen. Dies ist eine Tatsache, die den Anthropologen Marshall Sahlins dazu veranlaßte, die einfachen Jäger-und Sammlergesellschaften als die „ursprüngliche Wohlstandsgesellschaft" zu bezeichnen.

Was die San-Frauen an pflanzlichen Nahrungsmitteln sammeln – rund 80 % der konsumierten Nahrungsmittel – ist für die eigene Familie gedacht und braucht nicht geteilt zu werden. Was die Männer an Wild erjagen, wird jedoch zeremoniell genau unter der Gruppe aufgeteilt. Dieses Verhältnis von 80 % pflanzlicher und 20 % tierischer Nahrung entspricht – abgesehen von den Eskimos und anderen Gruppen, die unter extremeren ökologischen Bedingungen leben – der generellen Norm bei traditionellen Jägern und seßhaften Pflanzervölkern.

Zwar ist die Wüste, der marginale Lebensraum, in dem die San zu Hause sind, kein üppiges Buffet. Trotzdem ist das Nahrungsangebot breitgefächert. Das heißt konkret: Die San ernähren sich vielseitig. Durch das variable Angebot steht ihnen eine Vielfalt an Nährstoffen zur Verfügung. Sie kennen keine Mangelerscheinungen und stillen nicht nur den groben Hunger. Bei anderen intakten, eingeborenen Völkern verhält es sich ähnlich. Das sieht für den Großteil der Menschen ganz anders aus, und zwar für diejenigen, die nicht mehr im Einklang mit ihrer unmittelbaren natürlichen Umwelt leben, dafür aber Teil des kommerziell betriebenen globalen Verteilungssystems sind.

Kosmische Ernährung

Weniger als ein Dutzend Pflanzenarten ernähren den Großteil der Weltbevölkerung. Die vier wichtigsten Kohlehydratspender (Weizen, Reis, Mais, Kartoffeln) ernähren mehr Menschen als die nächsten 26 wichtigsten Nahrungspflanzenarten zusammen. 90 % der Weltbevölkerung ernährt sich von nur 20 Arten.

In den 50er Jahren gab es in den USA praktisch nur eine einzige Brotsorte, das von einem gigantischen Bäckereikonzern hergestellte Wunderbrot „Wonderbread". Das Weißbrot war zwar

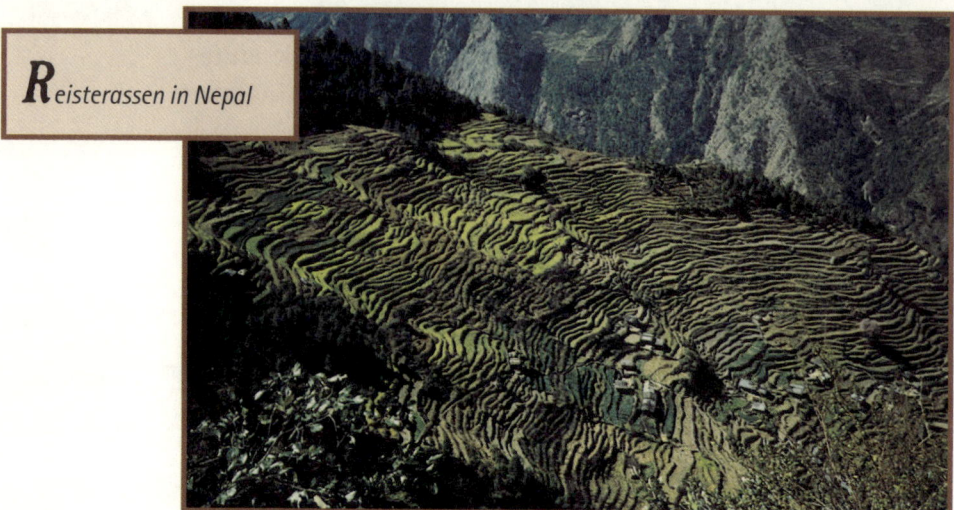

so leicht und so weich, daß man mühelos den ganzen Laib auf ein paar Zentimeter zusammendrücken konnte, aber es war angereichert mit 14 wunderbaren Zusätzen. Das heißt, man hatte das Brot mit Vitaminen und Mineralien ergänzt, so daß es angeblich gesünder war als etwa das altmodische Vollkornbrot. Allerdings fand man nach einiger Zeit heraus, daß Ratten, deren Diät ausschließlich aus Wasser und Wonderbread bestand, bald darauf eingingen.

Daß Kühe mehr Milch und Schweine mehr Fleisch produzieren, wenn ihnen eiweißhaltiges Zusatzfutter verabreicht wird, galt als wissenschaftlich erwiesen. Es bewährte sich, den Tieren peruanische oder indische Sardinen ins Futter zu mischen oder gar Schlachtabfälle für diesen Zweck aufzubereiten und zu verfüttern. Seit der BSE-Krise wird die Handhabung solcher Praktiken differenzierter diskutiert.

Pflanzen sind transformiertes Licht

Was ist Ernährung? Womit ernähren wir uns wirklich? Letztlich besteht jedes Nahrungsmittel aus pflanzlichen Grundstoffen. Pflanzen „verspeisen" sozusagen kosmische und stellare Energien, saugen die einströmenden, im Licht verborgenen Lebenskräfte auf, modifizieren sie durch die verschiedenen Mineralstoffe, die sie aus dem Boden nehmen, speichern sie in ihren Geweben und geben sie an andere Geschöpfe weiter.

Jede Pflanze hat ihren bevorzugten Standort (Licht oder Schatten, Einstrahlungswinkel usw.), ihre bevorzugten Mineralien und Spurenelemente, ihre arteigenen Wachstums- und Fortpflanzungsrhythmen (Langtag- oder Kurztagpflanzen) und modifiziert das aufgenommene Licht auf ihre Art und Weise. Das bedeutet nichts Geringeres, als daß ein breitgefächertes, differenziertes Nahrungsangebot uns vielfältige, verschiedene kosmische und stellare Energien zur Verfügung stellt. Auf diese Weise erhalten wir ein weites Spektrum von Informationen, die uns – durch das Gesetz der Resonanz – wacher, aufmerksamer, lebendiger und gesünder werden lassen. Aus diesem Grund essen viele Schamanen, Sadhus und Medizinmänner ganz bewußt „breitgefächert", indem sie eine Vielfalt von Wildpflanzen in ihre Diät aufnehmen.

Auch vom Standpunkt der positivistischen, chemischen Analyse aus betrachtet, erweisen sich die Wildpflanzen den

Die vier „Seelen" einer Pflanze

Ein Cheyenne-Medizinmann erzählte dem Autor, daß Pflanzen vier "Seelen" haben, wie alle Lebewesen. Wenn wir die Pflanze essen, ernährt sie unsere viergegliederte Seele. Die Kulturpflanzen, der Mais, Weizen und die Kartoffeln, die die weißen Farmer anbauen, seien aber so manipuliert und geschwächt, daß sie nur mit Hilfe von Kunstdünger und Pflanzenschutzmittel gedeihen. Sie hätten nicht mehr vier, sondern nur noch drei oder zwei Seelen, deswegen würden sie den Menschen nicht voll ernähren können, deswegen wären die Seelen der Weißen verkümmert, so daß sie stumpfsinnig würden und die Sprache der Tiere und der Geister nicht mehr verstehen könnten. Deshalb sammle er noch immer Wildpflanzen, obwohl er mit seinen Wohlfahrt-Coupons genug im Supermarkt bekäme, um seinen Magen zu füllen.

kultivierten Pflanzen gegenüber als durchaus überlegen. Sie enthalten durchschnittlich 7,9 % weniger Wasser, dafür aber höhere Eiweiß-, Provitamin A – und Mineralstoffmengen.

Der alteuropäische Ernährungskosmos

Auch unsere Vorfahren waren, wenigstens bis ins Mittelalter, in ihre Lebenswelt nahtlos eingebettet. Die Speise, die auf den Tisch kam, gehörte ebenso zum ganzheitlichen Kosmos des überlieferten Kulturguts wie Mundart, Tracht (aus der Wolle einheimischer Tiere gesponnen und mit einheimischen Pflanzen gefärbt) und Brauchtum. Man aß dieselben Nahrungsmittel, die den Vorfahren schon recht und billig waren und jeden Tag gut schmeckten. Getreide, Gemüse, Obst und Wildbret stammten von den Wiesen, Feldern und Wäldern aus dem unmittelbaren Umkreis. Sie wuchsen und gediehen zu ihrer jeweiligen Reifezeit und wurden bei entsprechenden Festen bejubelt, gefeiert und gesegnet. Die Speise war Bestandteil der Weltordnung, wie sie von Gott oder den Göttern geschaffen worden war.

Die Ernährung war im Einklang mit den Rhythmen des Makrokosmos. Man paßte sich den Jahreszeiten an, in Essen, Kleidung und Arbeitsverrichtungen, und erlebte darin die Weisheit der Schöpfung. Wurde man nach den trüben, lichtarmen Wintertagen und durch die vitaminarme Kost schlapp und lustlos, die Haut schlechter und die Zähne locker, griff man im Frühling zu den ersten grünen Kräutern. Frischer Ampfer, Bärlauch, Kresse, Löwenzahn, Vogelmiere, Scharbockskraut (Scharbock = Skorbut), Giersch, Pimpinelle und Brennessel kamen in den Topf, regten die Drüsen an, entschlackten das Blut und trieben den Winter aus Mark und Bein. So wichtig waren diese „Grünen Neune" bei den alten Germanen, daß sie als Kultspeise verzehrt wurden. Die Neun gilt in indoeuropäischen Kulturen als magische Zahl und Symbol der Ganzheit. Die Kräuter waren der Freya geweiht und verbanden die Menschen mit dem auferstehenden Lebensgeist des Frühjahrs. Als „Gründonnerstagssuppe" behielten die grünen Kräuter auch bei den mittelalterli-

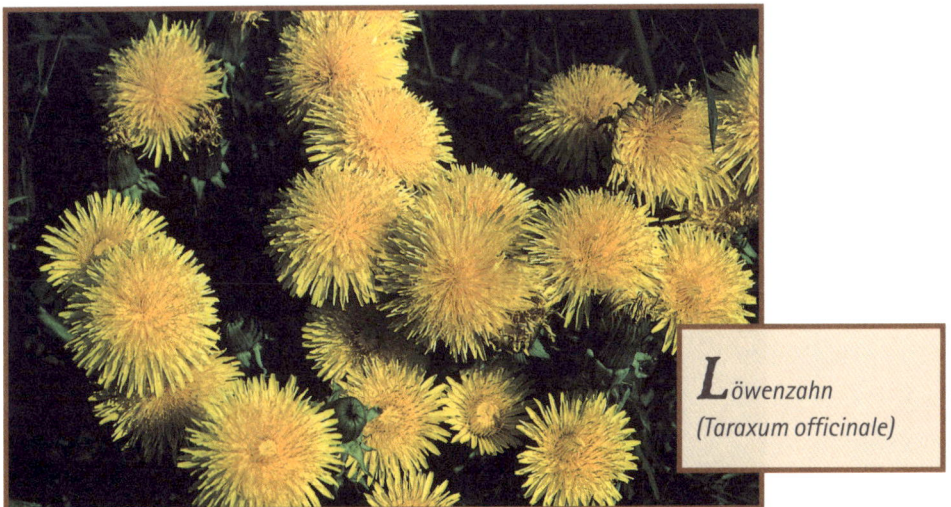

*L*öwenzahn
(Taraxum officinale)

chen Christen ihren sakralen Status, wenn auch unter anderem Vorzeichen.

Im Sommer gab es dann die zuckerhaltigen Beeren und Früchte, die beim Heuen und bei der Ernte willkommene Sofortenergie spendeten. Zwischen Mittsommer und August wurden die Gewürz- und Heilkräuter gesammelt, denn zu dieser Zeit sind die ätherischen Öle, Alkaloide und Glykoside am stärksten ausgebildet. Die Kelten hatten sie der großen Matrone und dem feurigen Gott Lug geweiht; die mittelalterlichen Christen weihten sie am Mariahimmelfahrtstag der Heiligen Jungfrau.

Im Spätherbst und Winter schützten stärkehaltige Wurzeln, fetthaltige Bucheckern und Haselnüsse den Körper gegen die Winterkälte. 34 verschiedene eßbare, einheimische Wurzelgemüse kannten die Europäer Antoine Auguste Parmentier (1737-1813) zufolge, der die „pomme de terre" (Kartoffel) in Frankreich populär machte. Darunter Rapunzel *(Campanula rapunculus)*, Zuckerwurzel *(Sium sisarum)*, Pastinake *(Pastinaca)*, Rohrkolbenrhyzome *(Thypha)*, Klettenwurzel *(Arctium lappa)*, Schwarzwurzel *(Scorzonera)*, Sumpfziest *(Stachys palustris)*, Haferwurzel *(Tragopagon)*, Pfeilkraut *(Sagittaria sagittifolia)*,

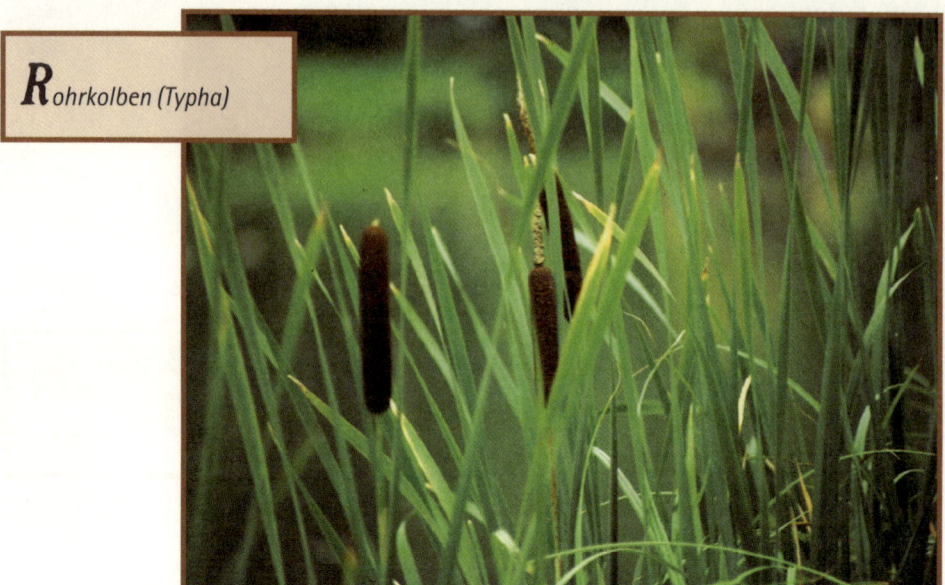

Rohrkolben (Typha)

Sellerie, Möhre usw. Die meisten wurden größtenteils im 18. Jahrhundert von der südamerikanischen Kartoffel verdrängt. Im Spätherbst – dem keltischen Samain, wenn der schwarze Gott des Todes die Herrschaft antrat – erlegte man Wildbret und schlachtete, räucherte und verwurstete die Schweine und Gänse, die man nicht über den Winter füttern konnte. Das Schlachtfest war immer auch eine feierliche Angelegenheit.

Im Spätherbst und Winter, der Saturnzeit des Jahres, stiegen unsere Vorfahren ernährungsmäßig sozusagen mit den Wurzeln, Knollen und Samen in die Erde hinab. Nicht zuletzt durch die Wirkung der Speise wandten sie sich ihrem Innenleben zu und erlebten meditativ, im Inneren ihrer Seele, die Wiedergeburt des Lichtes, die sich alljährlich auch in der äußeren Natur mit der Sonnenwende vollzieht.

Mit den sprießenden, grünenden Kräutern und blutreinigenden Blattgemüsen nahmen sie im Frühling teil an der merkurialen Wiederauferstehung des Lebens. Im Sommer trugen die duftenden Heilkräuter, die Mahd und das reifende Korn ihre Seelen in die sonnigen Höhen des Mittsommertraums. Den

Herbst, die Erntezeit, in der Jupiter seinen Segen über das Land ergießt, erlebten sie im Zusammenhang mit reifem Obst und süßem Wein. Das Essen war Kommunion mit jenen göttlichen Mächten, die im ewigen Kreislauf der Natur ihr Wirken offenbaren. Ein Hauptfest war die Getreideernte. Wie Christus oder der Sonnengott (Baldur, Belenos), der vor ihm herrschte, stellten Korn und Getreide die Mitte dar, um die alles kreist. Andere Speisen wie Fleisch, Käse und Gemüse (ursprünglich „Zugemüse") waren die an die Jahreszeiten gebundenen Ergänzungen dieses Hauptnahrungsmittels. Die Beilagen glichen den Jüngern oder den Planeten, die das Tagesgestirn umkreisen. Das Brechen des Brotes erinnerte an das Opfer des Gottessohnes. Die Aussaat in die Scholle und das Aufkeimen nach dem Winter waren symbolisch mit seinem Tod und seiner Wiederauferstehung verknüpft.

Der durchbrochene Kreis

Den mittelalterlichen Kulturkosmos wagten nur wenige zu verlassen. Wer sollte sich schon Gedanken über verborgene Zusammenhänge zwischen Bewußtseinszuständen und Lebensgefühl einerseits und den Nahrungsmitteln andererseits machen? Das waren höchstens die Nachfahren der alten Schamanen und Hexer, jene, denen ein ungewöhnliches Schicksal neue Dimensionen eröffnet hatten, die durch Reisen in andere Kulturkreise, durch Nahtod-Erfahrung oder mühsame Übungen ein erweitertes Wissen erlangten – das sie oft wohlweislich geheimhielten. In der Antike waren es die Philosophen der Arkanschulen, später Gnostiker, Alchemisten und Ketzer, die ganz bewußt aus dem Kulturkosmos heraustraten, „innere" meditative Erkundungen betrieben, die Wirkung der Diät, des Fastens, der verschiedenen Nahrungsmittel, Kräuter und zuweilen auch der Psychedelika – vor allem der Nachtschattengewächse – erprobten und ihre Weisungen dann wohltuend und hilfreich ihren Schülern weitervermittelten. Dabei wurde immer das ganzheitliche Bild bewahrt und ein Netz von Vorschriften, Tabus und Regeln beachtet.

Kolumbus brachte mit seiner kühnen Reise das Ei des ganzheitlichen, mittelalterlichen Kulturkosmos ins Rollen, so daß es zerbrach und niemand die Stücke wieder zusammenfügen konnte. Er durchbrach den magischen Kreis, als er auf einem Erdteil landete, von dem weder die Bibel, das absolute „Wort Gottes", noch die Klassiker etwas zu berichten wußten. Dort wuchsen andere Nahrungspflanzen – Mais, viele Bohnen- und Kürbisarten, Kartoffeln, Maniok, Süßkartoffeln *(Ipomea batatas)*, Topinambur, Amaranthus, Erdnüsse, Ananas, Kakao, Tomaten, Paprika und Gewürze, die den Speisezettel nicht nur in Europa, sondern auch in allen anderen Kulturkreisen der Alten Welt gründlich verändern sollten, die die Versorgungsgrundlage zur weltweiten Bevölkerungsexplosion boten und das Bewußtsein revolutionierten.

Kolonialismus, Welthandel und die technologischen Innovationen, die dieser Entdeckung folgten, öffneten das Schleusentor zum radikalen Wandel der überlieferten Eßgewohnheiten. Wir sind dadurch andere Menschen geworden! Importe aus fernen Ländern locken geschmackliche Empfindungen hervor, die uns aus unserer unmittelbaren Umwelt herausheben. Jede Urlaubsreise eröffnet neue kulinarische Welten und hinterläßt Sehnsüchte nach Palmen, Wärme, Exotik und Erotik, die wir

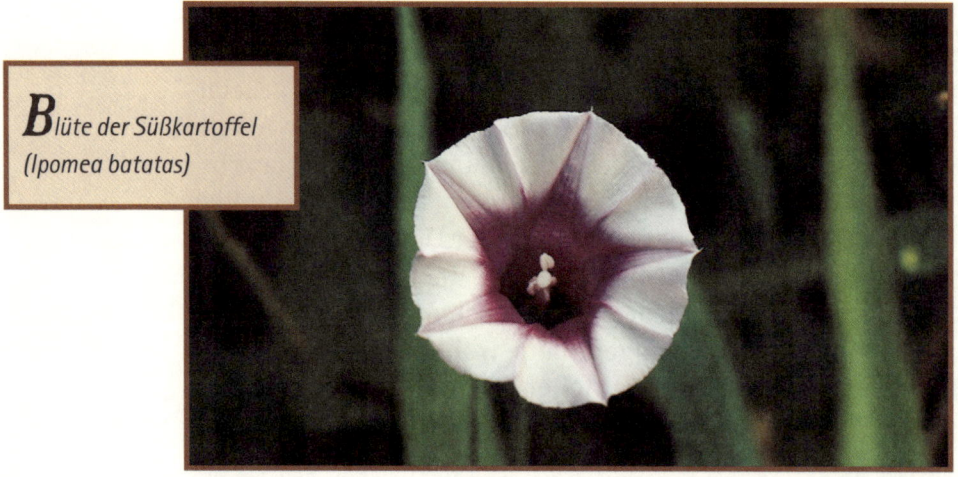

*B*lüte der Süßkartoffel
(Ipomea batatas)

20

mit Hilfe mitgebrachter Gewürze und Rezepte beschwören wollen. Der Zauber der Tiefkühltechnologie, der chemischen Konservierungsmittel und die Palette importierter Waren zur Winterzeit, wie z. B. chilenische Erdbeeren zu Weihnachten, lassen uns aus dem jahreszeitlichen Zusammenhang herausfallen. Da unser Essen meist nicht mehr mit dem Jahreszeitenrhythmus im Einklang steht und sich auch nicht an den entsprechenden herkömmlichen Sitten und Gebräuchen orientiert, kommt es zu einer subtilen Verrückung unseres Denkens und Empfindens. Wir verlieren den Zugang zum kollektiven Unbewußten – doch wir merken es kaum.

Die Frage nach dem Bewußtsein

Stellen die Ernährungsexperten die wesentlichen Fragen? Was sagen alle ermittelten Werte und Tabellen über die Wirkung der Nahrungsmittel auf Seele und Geist aus, auf Bewußtseinsintensität und -qualität?

Lehre des weisen Uddalaka Aruni in vedischer Zeit:

„Die Nahrung, die wir zu uns nehmen, besteht aus drei Teilen:
1. *Der grobe Teil wird zu Kot.*
2. *Der mittlere wird Fleisch (**annamaya kosha** = „Nahrungshülle").*
3. *Der feinstoffliche wird unser Bewußtsein (**manomaya kosha** = „Denkhülle", das subtile Gebilde aus Gedanken, Begierden, Motiven, Wünschen).*
Das Wasser, das wir trinken, ist ebenfalls dreifach:
1. *Der grobe Teil wird Urin,*
2. *der mittlere Blut,*
3. *und der feinstoffliche wird zu **Prana** (Lebensessenz)."*

(aus: Chandogya Upanischad VI. 4.1.–2.)

Diesem altindischen Ansatz zufolge konzentrieren sich unsere Ernährungswissenschaftler nur auf die ersten beiden Aspekte. Sie können auch nicht anders, denn die „naturwissenschaftliche" Methode läßt nur das Meßbare, Wägbare, materiell objektiv Vorhandene und experimentell Nachweisbare gelten. Die *manomaya kosha* entzieht sich dieser Wissensmethode.

Paracelsus

Auch bei uns gab es vor der Aufklärung Lehren, die Aspekte der Ernährung hervorhoben, die im geistigen Bereich angesiedelt sind. Nach Paracelsus bestehen Lebensmittel aus makrokosmischem Geist, der sich bis zur Stofflichkeit verdichtet hat. Sie enthalten die Kräfte des Firmaments, der Sterne und Planeten sowie die der irdischen Elemente (Erde, Wasser, Luft, Feuer). Die Pflanzen sind es, die diese kosmischen und elementaren Kräfte in lebendige Nahrungssubstanz für uns umwandeln.

Die „planetarische Küche" des Arthur Hermes

Der Bauernphilosoph und Mystiker Arthur Hermes (1890-1986) aus dem schweizerischen Wadtland, bekannt für seine heil- und ernährungskundlichen Ratschläge, bewegt sich in den von Paracelsus vorgeschriebenen Bahnen. Er gab seinen verblüfften Zuhörern zu bedenken:

„Wir nehmen den äußeren Makrokosmos durch unsere Sinne in uns auf und verwandeln ihn zum inneren Mikrokosmus um! Das Universum erneuert und vervielfältigt sich, indem es in uns hineinschlüpft und zum inneren Kosmos wird. Wir Mikrokosmen, jeder von uns, sind sozusagen die Samen des großen Kosmos. Wenn das äußere Universum vergeht, bleibt unser Geist bestehen. All das, was wir in diesem Leben in uns aufnehmen, wird Teil unseres künftigen Universums sein, nicht aber das, was wir ablehnen. Durch unsere Entscheidungen sind wir unsere eigenen Schöpfer. In diesem Zusammenhang sollten wir auch unsere Nahrung verstehen! Bis auf den verschwindend geringen mineralischen Rest, der als Asche bei der Verbrennung

übrig bleibt, besteht die Pflanze aus Wasser und Luft. Nun weiß jeder Homöopath, auch die alten Alchemisten wußten es, daß Wasser und Luft höchst sensible Elemente sind, empfänglich für Einprägungen aller Art. Die Pflanzenorgane sind also bestens geeignet, die von Sonne, Mond und anderen Gestirnen ausgehenden Impulse zu empfangen. Diese Impulse lassen sich dann an Wachstumsgesten, geometrischen Formen, Farben, Duft, Geschmack und nicht zuletzt Inhaltsstoffen ablesen. Die Pflanzen stellen uns, indem wir sie essen, diese kosmischen Impulse zur Verfügung."

Hermes erinnerte daran, daß die botanische Wissenschaft der Renaissance just darin bestand: die Pflanzen nach den Signaturen der sie beeinflussenden „Planeten" zu klassifizieren.

Hermes unterstützt die planetarischen Kräfte seiner Nahrungspflanzen mit einer sogenannten „planetarischen Kochweise". Er erntet seine Heilpflanzen, Wild- und Gartengemüse zu bestimmten planetarischen Stunden, oder wenigsten an den jeweiligen Tagen, die in europäischen Sprachen nach den Planeten benannt sind: Sonnenpflanzen wie Topinambur oder Zuckermais am Sonntag, dem Tag der Sonne; Gurken, Zwiebeln oder Zucchini am Montag, dem Tag des Mondes; Brennessel, Senf, Möhren und ähnliche Marspflanzen am Dienstag, und so geht es weiter, die ganze Woche hindurch.

Die Gemüse werden über Nacht in Wasser eingeweicht („Mondenprozeß"), dann gekocht oder geschmort („Sonnenprozeß" – „ein weitergeführter Reifeprozeß"). Das Essen wird jeden Tag mit der entsprechenden, nach planetarischer Zugehörigkeit ausgesuchten Holzart gekocht, um die kosmischen Bildekräfte zu potenzieren.

Die „planetarische Küche" des Arthur Hermes ist vielseitig: Nicht nur kommen jeden Tag verschiedene Gemüsesorten und Wildkräuter auf den Tisch, sondern durch abwechslungsreiche Zubereitungsarten (eine Handvoll ist Rohkost, ein Drittel wird nach chinesischer Art geschmort, der Rest gedämpft oder gekocht) werden die Zutaten unterschiedlich aufgeschlüsselt. Das

Korn, das bei jeder Mahlzeit die Hauptspeise darstellt, wird, ebenso wie die Gemüse, nach kosmischen Prinzipien angebaut. Hermes pflanzt seine Gemüse, wenn die dafür entsprechenden Planeten gut stehen.

Beim Zubereiten und Kochen der Speisen zügelt Hermes achtsam seine Gefühle und Gedanken: Ebenso wie das Pflügen den Ackerboden „chaotisiert" und für die Saat empfänglich macht, „chaotisiert" das Kochen die Nahrung und macht sie für unterschiedliche subtile Einflüsse zugänglich. Beim Kochvorgang ist die Speise nicht nur für äußere Einflüsse (Salz, Gewürze, Mondkräfte, usw.) offen, sondern auch für diejenigen, die dem inneren Kosmos des Kochs, seiner seelischen Konstellation, entströmen. Die „inneren Planeten" müssen gut aspektiert sein. Die Sonne soll im Herzen scheinen.

Das ist eigentlich keine neue Erkenntnis, denn schon die Großmütter und weisen Frauen haben ihre Gedanken, Wünsche und Stimmungen mit in die Kräutersalben und Suppen hineingekocht. In Sonnenrichtung rührend, brachten sie Heil- und Segenswünsche in die brodelnde Masse mit hinein. (Sie konnten aber auch das Gegenteil bewirken: Von den Germanen ist überliefert, daß Frauen, die ihren ungeliebten Gatten umbringen wollten, das Mehl linkswendig, Verwünschungen murmelnd, gemahlen hätten. Der Mann, der über längere Zeit hinweg solches Brot aß, sollte dahinwelken und schließlich sterben.)

Auch wie die Mahlzeit serviert wird, ist für den Bauernphilosophen von großer Wichtigkeit. Eine Kerze und ein Wildblumenstrauß schmücken den Tisch. Keine Mahlzeit beginnt ohne Besinnung auf die Güte der Mutter Erde und der Sonne. Zuerst gibt es Rohkost, um die Verdauungssäfte anzuregen. Nun folgt die magenwärmende Suppe: Es ist das Gemüsewasser, gewürzt mit Wildkräutern und zerriebenem Käse. Dann folgt der Hauptgang: Gekochtes Vollkorngetreide mit dem Tagesgemüse und dem Quark, der das tierische Eiweiß liefert. Als Nachtisch gibt es etwas Süßes, meist Kuchen und Kaffee.

Die planetarische Pflanzenlehre des Arthur Hermes

Mondpflanzen, *also jene Gewächse, in denen der Einfluß des Mondes überwiegt, sind wäßrig, aufgedunsen, oft milchhaltig. Sie keimen, wachsen und vergehen schnell. Beim Menschen wirken sie auf die Fruchtbarkeit und auf das Hirn („lunatische Zustände")*
Beispiel: Gurken, Melonen

Merkurpflanzen *sind saftig, vital, schleimhaltig und wirken allgemein auf die Lunge und die Lymphe.*
Beispiel: Aloe Vera, Okra

Venuspflanzen *blühen zart grünlichweiß bis rosa, schmecken säuerlich, sind kühlend und reizlindernd und wirken vor allem auf die Harnorgane und Drüsen. Viele sind Aphrodisiaka und Frauenpflanzen.*
Beispiel: Wildrose, Apfel

Sonnenpflanzen *wachsen synchron mit dem Sonnenrhythmus, blühen weiß bis gelb. Viele sind Herztonika, die auch der Seele Mut geben.*
Beispiel: Sonnenblume, Kamille, Weizen

Marspflanzen *blühen meist rot, haben Pfahlwurzeln, Stacheln oder einen scharfen Geschmack. Blutbildende, galletreibende oder adstringierende Heilkräuter gehören dazu.*
Beispiel: Artischocken, Möhre, Rote Beete

Jupiterpflanzen *enthalten Zucker, ätherische und fette Öle, blühen goldgelb bis purpur und wirken im Menschen anabolisch oder als Lebertonika.*
Beispiel: Olivenbaum, Eßkastanie, Wein

Saturnpflanzen *sind ausdauernde Gewächse, die oft blau blühen, bitter oder salzig schmecken, und beim Menschen auf die Knochen und Milz wirken*
Beispiel: Melde (spinatähnliches Gänsefußgewächs), Borretsch

Samskaras – Die prägenden Einflüsse bei der Zubereitung

Auch in anderen traditionellen Kulturen nimmt das Essen und dessen Zubereitung rituellen Charakter an. Wer kocht, wie gekocht und wie gegessen wird – all das unterliegt festen, gewachsenen Regeln. In Indien etwa wird genauestens auf diese Samskaras (= prägende Einflüsse, Verfeinerung, Kultivierung) bei der Zubereitung geachtet. Es soll mit Liebe gekocht werden. Nur jemand, der einem gut gesonnen ist, soll kochen. Wie anderswo, vor allem in der Neuen Welt, sollen menstruierende Frauen nicht kochen, da sie sich im Prozeß der Reinigung befinden. Beim Bereiten der Mahlzeit soll der Koch dem Feuer, einer Kuh, einer Krähe, einem Hund und einem Fremden oder Bettler etwas von der Speise opfern. All das gehört mit zur Ernährung, denn wie schon gesagt, nicht nur der physische Leib, sondern auch Geist und Seele werden mit ernährt.

*D*ie feuerrote Blüte des Ingwergewächses deutet das Feuer an, das entsteht, wenn man die Pflanze zu sich nimmt und damit den Feuergott Agni ernährt.

Der Eßvorgang und Verdauungsprozeß bewirken eine wahrhaft alchemistische Umwandlung: Die in den Pflanzen eingebauten kosmischen Lichtenergien werden entschlüsselt und – diesmal im menschlichen Mikrokosmos – wieder freigesetzt. Agni, derselbe Feuergott, der im Herd wohnt, bringt – nach indisch-ayurvedischer Anschauung – auch im Körper die Umwandlung zustande. Von ihm heißt es: *„Ein daumengroßes Wesen bewohnt unsere Leibesmitte, wie ein Flamme ohne Rauch. Er ist der Herr dessen, was war und was sein wird, des Gestern* *und des Morgen"* (Katha Upanischad 2. 12 – 13.). Paracelsus nannte den inneren Alchemisten, der den Umwandlungsprozeß im „Labor" des Verdauungsapparats leitet, den „Archeus". Das Kauen, Einspeicheln, Durchkneten, die Wirkung der Magensäure und anderer Verdauungssäfte entsprechen dem „solva et coagula" (trenne und verbinde), den Umwandlungsschritten in der alchemistischen Retorte. Es geht hier ebenfalls um das Lebenselixier und schließlich um Gold – das Gold des mikrokosmischen Bewußtseins: „Das äußere Licht wird inneres Licht."

Agni, dem Feuergott in seinem Aspekt als Verdauungsfeuer, widmet die indische Gesundheitslehre viel Aufmerksamkeit. Ist Agni in uns stark, dann sind wir gesund, sehen gut aus, riechen angenehm, dann stehen uns viel Energie und Widerstandskräfte zur Verfügung. Ist Agni aber geschwächt, dann leiden wir an schlechter Verdauung, schlechtem Körpergeruch, schlechter Haut; wir haben weder Energie noch Abwehrkräfte. Diesem mächtigen Gott wird jeden Tag geopfert: Seiner äußeren Erscheinung als Herdfeuer opfert man während des Kochens etwas Butterschmalz (Ghee) und Chapatiteig. Das Essen selber, das man zu sich nimmt, gilt als Opfer an den inneren Agni. Man bemüht sich darum, ihn nicht zu beleidigen oder zornig zu machen, mit unreinen, vergammelten, lieblos gekochten oder gedanken-los heruntergeschluckten Speisen. Und man stärkt ihn mit Pfeffer, Ingwer und anderen Gewürzen. Und wenn er zu stark agiert, besänftigt man ihn mit kühlendem Joghurt oder schleimhaltigen Speisen.

Ayurvedische Ernährungslehre

Ayurveda, die indische Gesundheitslehre, ist uralt. Sie hat ihre Wurzeln ebenso in der Weisheitstradition der vedisch-arischen Einwanderer, die vor 3500 Jahren nach Indien kamen, wie in der Tradition der eingeborenen Drawiden. Ayurveda ist betont ganzheitlich. Alles – Farbe, Töne, Licht, Wasser, Steine, Heil-

Nahrungsmittel sind Heilmittel

„Wenn ihr durch Diät heilen könnt, verschreibt keine andere anderen Mittel". Der persische Arzt Rhazes (850-925) verdankt diese Einsicht der ayurvedischen Tradition. Aber schon Hippokrates hatte ähnliches formuliert: „Laßt eure Heilmittel Nahrungsmittel sein, und eure Nahrungsmittel Heilmittel."

kräuter – hat eine spezifische medizinische, heilkundliche Wirkung auf den Menschen, auch die Ernährung. Heilpflanzen und Nahrungsmittel wirken nach denselben energetischen Prinzipien. Heilkräuter wirken etwas schneller und gezielter als Nahrungsmittel und sind deshalb bei akuten Krankheitszuständen angebracht. Ansonsten lassen sich die meisten Leiden schon durch eine Diät sicher und langfristig erfolgreich behandeln.

Die ayurvedische Ernährungslehre zieht ihre Erkenntnisse aus der Meditation und der genauen empirischen Beobachtung – und nicht aus dem Labor- oder Tierexperiment. Die Nahrungsmittel werden nicht nach Wirkstoffgruppen klassifiziert, sondern phänomenologisch nach ihrem erhitzenden und kühlenden Energiepotential, nach *Rasa* – das sind die Geschmacksrichtungen sauer, bitter, süß, salzig, scharf, zusammenziehend, nach ihrer Schwere oder Leichtigkeit, Trockenheit oder Fettigkeit. Vor allem aber nach ihrer Wirkung auf Leib und Seele. Die Lehre von heißen und kalten Nahrungsmitteln und Kräutern wurde übrigens schon früh von den Arabern und Römern übernommen und gelangte mit den Spaniern nach Lateinamerika, wo sie größte Bedeutung in der Volksheilkunde erhalten hat.

Um heilend zu wirken, muß die Diät den Jahreszeiten wie auch dem Naturell des Menschen, seinem Alter und seinem Geschlecht angepaßt sein. Im Makrokosmos der äußeren Natur, wie im Mikrokosmos Mensch lassen sich gemäß der ayurvedischen Lehre drei Grundzustände ausmachen, *Doshas* genannt, die im Zusammenhang mit dem Menschen am ehesten Konstitutionstypen gleichkommen. Bei körperlich-organischen Prozessen könnte man sie als „Säfte" oder „Humore" beschreiben.

Lebensmittel werden nach verschiedenen Graden sowie Mischungen der jeweiligen Humore eingeteilt, ebenso wie die verschiedenen Naturelle und Persönlichkeitstypen.

Doshas, die drei Grundzustände der Ayurvedalehre

1. **Pitta:** („Galle"), der heiße, scharfe, leichte, feurige Saft, der vor allem im Magen wirksam ist. Rindfleisch, Schweinefleisch, Eier, Öle, Möhren, Mais und Nüsse gehören zu den Lebensmitteln, die Pitta im Körper vermehren.
2. **Vata:** („Wind"), der leichte, trocknende, kühle, bewegte Saft, der sich vor allem im Nervensystem und Darm offenbart. Hasenbraten, Hülsenfrüchte, Kohlarten, Gurken, Kartoffeln, Gerste und Koriander regen Vata an.
3. **Kapha:** („Schleim"), der schleimige, wäßrige, weiche, kühle, schwere Saft, der vor allem in den Lungen wirksam ist. Milchprodukte, süßes Obst, Zucker, Reis, Hafer, Weizen und Nüsse vermehren den Schleim.

In der Natur, im lebendigen Erdorganismus, offenbaren sich diese Humore im Klima und in den Jahreszeiten: Pitta in der Sommerhitze, Kapha in der nassen, kühlen Zeit, und Vata in den windigen, trockenen Monaten. Die Natur ist „gesund", wenn das Spiel der Jahreszeiten harmonisch abläuft. Ebenso ist der Mensch gesund, wenn die Humore ausgeglichen sind. Die Nahrung sollte den Jahreszeiten angepaßt sein. Im Herbst sind Nahrungsmittel angebracht, die übermäßiges Vata dämpfen, im Sommer solche, die Pitta reduzieren und im Winter solche, die Kapha vermindern.

Gleichfalls sollte man sich ernährungsmäßig an das vorherrschende Klima anpassen. In trockenen Wüstenregionen ist es ratsam, sich weniger Vata-produzierende Nahrungsmittel zuzuführen; in feuchten Regionen weniger Kapha; in heißen Ländern weniger Pitta.

Diese fragmentarischen Angaben sollen nur als kurzer Hinweis verstanden werden. Die ayurvedische Ernährungslehre ist so differenziert, daß wir in diesem Rahmen nicht in die Einzelheiten gehen können.

29

Ein weiterer wesentlicher Aspekt der alten indischen Ernährungslehre sei jedoch erwähnt: die Einteilung der Nahrungsmittel in drei Grundeigenschaften *(Gunas)*:

Gunas, die drei Grundeigenschaften der Ayurvedalehre

1. **Sattva:** *Lebensmittel mit sattvischer Qualität sind rein, leicht zu verdauen. Sie harmonisieren die Humore und erregen die Sinne nicht. Es sind „spirituelle" Nahrungsmittel, die das Licht in der Seele mehren. Zu ihnen gehören Getreide, Nüsse, Obst, Milch und Molkereierzeugnisse und Honig. Traditionell sind es die Speisen der Brahmanen-Kaste, der Meditierenden und Studierenden.*
2. **Rajas:** *Heiße, scharfe Nahrungsmittel, die zur Aktivität anregen und Kraft geben, haben Rajas-Qualität. Es ist die angemessene Speise für die Krieger-Kaste, die Kshatriyas, Ritter und Fürsten. Fleisch und starke Gewürze gehören dazu.*
3. **Tamas:** *Tamasische Nahrungsmittel sind energiearme, leblose Stoffe, die den Körper träge machen, den Geist verwirren und zur spirituellen Verdunkelung führen. Es ist die Nahrung niederer Naturen. Als tamasisch gilt das Fleisch von Tieren, die nicht artgemäß gehalten und gequält wurden, und die in Todesangst verendeten. Auch genmanipulierte Nahrungsmittel, mit ihrem chaotisierenden Potential (Allergien, enzymatische Reaktionen) sind hier einzureihen.*

Wenden wir uns nun den Wirkungen der verschiedenen Lebensmittel auf Leib und Seele zu.

Vegetarismus

Der Vegetarismus, die fleischlose Ernährung, wurde erst in den großen Zivilisationen zur Norm. Aufgrund von Bevölkerungsdruck, Erschöpfung der Jagdgründe oder dem hohen Aufwand der Tierhaltung wurde Geschlachtetes immer kostbarer. Die Menschen holten sich die essentiellen Aminosäuren, die das Fleisch sonst liefert, anderswo: Aus der Kombination von Getreide und Hülsenfrüchten, wie Weizen und Linsen *(Dal)* in Indien, Reis und Soya in China oder Mais und Bohnen in der Neuen Welt.

Auch die Schamanen und Visionssucher der traditionellen Völker verzichteten hin und wieder auf fleischliche Nahrung – aber nur gelegentlich. Nicht wirtschaftlicher Zwang noch ethische Bedenken bewegten sie dazu, sondern der Verzicht war – zusammen mit sexueller Enthaltsamkeit, Schlafentzug, Rückzug in die Einsamkeit, Gebrauch von Psychedelika – Teil der schamanistischen Ekstasetechnik. Es gehörte zu den Anstrengungen, welche es den Berufenen ermöglichte, in „andere Welten", in die Reiche der Geister, Götter oder Ahnen, zu „reisen". Die Schamanen bedienten sich solcher Maßnahmen, um „leicht" zu werden, um selber vorübergehend Geist unter den Geistern zu sein. Diese Techniken halfen ihnen, verirrte Seelen wiederzufinden, mit den Devas der Heilpflanzen Kontakt aufzunehmen, Krankheitsgeister zu vertreiben oder auch den Rat und die Weisung der Ahnen oder Götter zu empfangen.

Extreme Höhenflüge des Geistes
Yogis, „Heilige", Mönche und die Anhänger gnostisch-esoterischer Sekten und Arkanschulen, die oft vegetarisch und zölibatär, also enthaltsam und ohne Partnerin leben, haben die seit dem Paläolithikum tradierten Praktiken der Schamanen übernommen und sozusagen auf die Spitze getrieben. Ihrer Auffassung nach verleiht der Verzicht auf Fleischgerichte dem Geist Flügel, mit denen er sich in die höheren Sphären des vielschichtigen Kosmos hinaufschwingen und Dinge erleben kann, von denen die meisten Sterblichen nur träumen oder die sie für Märchen halten. Fleisch dagegen, lehren sie, zieht den Geist hinunter in die „animalischen" Leidenschaften, in die Stürme der Emotionen, in das Gespaltensein von Sympathie und Antipathie. Fleisch schürt Hitze, Wut und sexuelle Gier.

Die Pythagoräer und Orphiker ließen nicht einmal Hülsenfrüchte (Bohnen, Erbsen oder Linsen) zu, denn diese Schmetterlingsblütler sind die „animalischsten" unter den Nahrungspflanzen. In ihrer stofflichen Zusammensetzung weisen sie tatsächlich viele nitrogene Verbindungen (Aminosäuren) auf, so daß sie (zusammen mit Getreide) den Menschen der Drittweltländer als Fleischersatz dienen können. Sogar auf das Frühstücksei mußten die Pythagoräer und Orphiker verzichten, denn das im Keimen begriffene Tierleben würde die geistige Schau trüben. Auch in Indien gilt das Ei als „Fleisch" und wird von den „Heiligen", den Sannyasins und den höheren Kasten gemieden.

Die Weisheitstradition der Japaner, aus der auch die Makrobiotiker in der Nachfolge von Georg Oshawa schöpfen, lehnt sogar Milch ab. Wie viele Ostasiaten kannten die Japaner kein Milchvieh und ernährten sich von einer ausgewogenen Küche aus Reis, Fisch und Gemüse. Erst nach dem Trauma des Zweiten Weltkriegs – das teilte der Indologe H. Miyamoto dem Autor mit – stellten sie ihre Ernährung um. „Eßt Fleisch, damit Ihr so groß und stark wie die Amerikaner werdet!" wurde nun als offizielle Devise verkündet. Und tatsächlich: Die vom Ethnologen Franz Boas inspirierten Kopf- und Skelettvermessungen erwiesen, daß die Nachkriegsgeneration Nippons um einen Kopf größer geraten ist als die vorhergehende. Mit dem Milchtrinken allerdings haben japanische Menschen noch ihre Probleme. Denn die meisten Ostasiaten können keine Milch vertragen. Schon ein Glas Milch löst unerträgliche Darmkrämpfe und Durchfälle aus. Ihr Verdauungssystem ist erblich nicht dazu veranlagt, das Lactase-Enzym herzustellen, welches zur Milchzuckerverdauung unentbehrlich ist. Kein Wunder, daß Milch, das heilige Getränk der Indogermanen und Ostafrikaner (die es meistens mit abgezapftem Rinderblut mischen), in den Ernährungsanweisungen japanischer Meister keine Beachtung findet. Daß dagegen hoher Salzkonsum bei den Japanern empfohlen wird, ist verständlich in einem Inselreich, welches die Urgötter aus kondensiertem Meereswasser schufen, und in dem schon immer Meeresfrüchte, Algen und Fische eine wichtige Rolle in der täglichen Ernährung spielten.

Hinduistische Mönche nehmen nicht einmal Zwiebel oder Knoblauch zu sich, denn dadurch könnten die Leidenschaften, die einst wie Waldbrände durch Leib und Seele wüteten, von neuem entfacht werden. Noch höher meinen jene zu steigen, die nur noch von Rohkost leben oder sich ausschließlich von Obst und Getreidekörnern ernähren.

Blutige Nahrung

„Aus Speise entstehen die Geschöpfe, die auf der Erde wohnen; sie leben durch die Speise und gehen schließlich in Speise ein"

(Anandavalli Upanishad)

Eine grundsätzliche Frage, die immer wieder gestellt wird, ist die nach der Rolle des Fleisches in der Ernährung. Der Mensch als unspezialisiertes Lebewesen ist weder als Fleischesser noch als Vegetarier veranlagt. Alles deutet darauf hin, daß Fleisch bei den Frühmenschen schon immer als ein besonderer Leckerbissen galt.

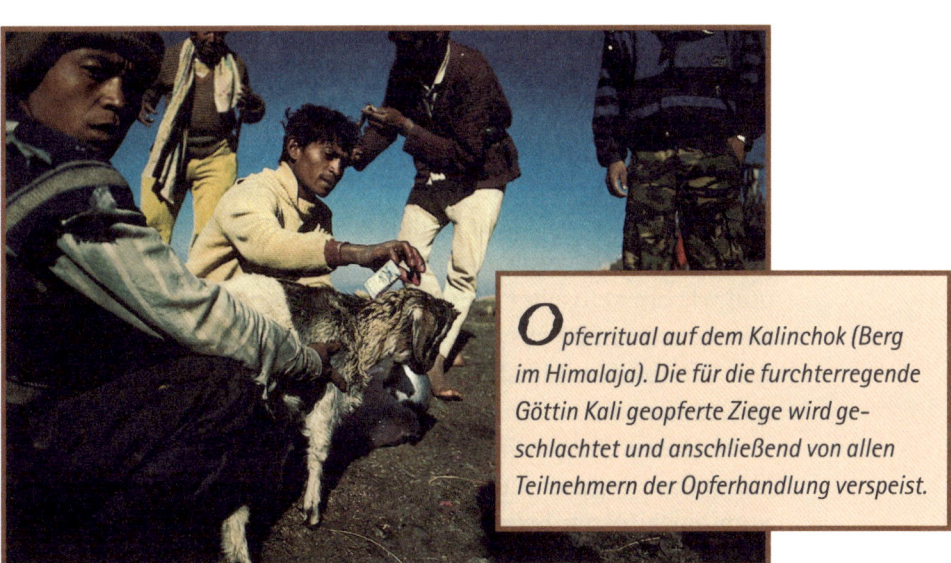

Opferritual auf dem Kalinchok (Berg im Himalaja). Die für die furchterregende Göttin Kali geopferte Ziege wird geschlachtet und anschließend von allen Teilnehmern der Opferhandlung verspeist.

33

Es ist kein traditionelles Volk bekannt, das tierische Kost ablehnt. Auch die alten vedischen Inder verschmähten den Rinderbraten nicht. Ganz im Gegenteil, bei den großen Opferfesten schmausten sie das geröstete Fleisch, während die Götter mit dem Duft und der immateriellen Essenz ihren Teil abbekamen. Im Gegensatz zu den Wurzeln, Gemüsen und anderen pflanzlichen Nahrungsmitteln, die die Frauen für den täglichen Bedarf der eigenen Familie ernten, hat Fleisch einen besonderen Status. Es wird rituell geteilt. Es ist der Kitt, der die sozialen Gruppen, jenseits der unmittelbaren Verwandtschaft, aneinander bindet.

Mit Fleisch wird Politik gemacht. In den größeren Stammesverbänden der Hirtennomaden, wie auch bei seßhaften Bauernvölkern, wird Fleisch im Rahmen von „Umverteilungsfesten" von den „Großen Männern" an Freunde und Verbündete, je nach Rang und Würde, verteilt. Nur wer Fleisch und andere Wertsachen (etwa Felle und Decken bei den Plains Indianern) großzügig verteilen kann, kann ein Häuptling sein. Solange der *Mumi*, der „big man" auf den Salomon-Inseln seine Gefährten im Männerhaus mit Schweinefleisch (und auch Prostituierten) versorgte, war er ihrer Gefolgschaft gewiß. Ethnologisch betrachtet unterscheidet sich der *Mumi* kaum von dem keltischen oder germanischen Fürsten, der seine Macht sicherte, indem er seine Krieger durch üppige Gelage mit Schweinebraten, Wildbret und reichlich fließendem Met bei Laune hielt. Es ist noch immer die besondere Aufgabe des amerikanischen Familienvaters und Versorgers, zum Anlaß des Thanksgivingday-Dinners (am 3. Donnerstag im November), den Truthahn zu zerlegen und wie ein keltischer Häuptling das Fleisch an die festlich versammelte Familie auszuteilen. Die Mutter reicht derweil Beilagen wie Erbsen, Maisbrot, Süßkartoffeln und gebackene Kartoffeln herum.

Noch vor einigen Jahren konnte der Autor bei den Klamath-Indianern Oregons erleben, wie sich die jungen Männer bei den Stammesältesten beliebt machten, indem sie ihnen die Rehe, Hirsche und anderes Wildbret überließen, die die Häuptlinge dann wiederum zum Anlaß des Powwows verteilten. Die vedischen Opferfeste der alten Inder und die Brandopfer der alten Israeliten gingen vom selben Prinzip aus: Sie stimmten die Übersinnlichen freundlich und verbanden die Menschen in einem sozialen Beziehungsnetz.

Die Jäger traditioneller Völker wissen, ebenso wie die Opferpriester, daß sie ein beseeltes Lebewesen seines Leibes berauben. Sie opfern dem erlegten Tier einen Pfeil, sprechen freundliche Worte oder entschuldigen sich. Manchmal lassen sie die Zunge oder Leber zurück. Tungusen und andere sibirische Nomadenvölker sprechen bei der Jagd Kauderwelsch, damit das Tier glaubt, es seien „Russen oder Tartaren" gewesen, die es getötet haben. Sie bewahren die Knochen auf und legen sie im Wald sorgfältig wieder zusammen, in der Erwartung, daß diese sich erneut in Fleisch und Blut kleiden und das Tier zu neuem Leben erwacht. Der nordamerikanische Indianer gibt dem Tier zu verstehen: „Heute töte ich dich, da wir hungrig sind und dein Fleisch brauchen. Ein andermal kannst du mich töten und verspeisen!" Das ähnelt Wilhelm Buschs Worten, der einmal witzelte: „Jeder Jäger wird einmal Hase, denn die Ewigkeit ist lang!"

Universal ist die Vorstellung von einer „Tiermutter", einem „Herrn der Tiere" oder „Waldherrn" (Cernunnos bei den Kelten, Pashupati bei den Himalajavölkern), von dessen Gunst das Jagdglück abhängt. Die Tiermutter oder ihr gehörnter Gefährte, der Herr der Tiere, geben das Wild zum Abschuß frei.

Fast alle traditionellen Völker feiern „Vermehrungsfeste". Es handelt sich dabei um Rituale, deren Sinn es ist, die Harmonie der Wildnis wiederherzustellen und das Gedeihen der Tiere zu gewährleisten. Überall gelten Tiere als heilig. Sie werden oft als Ahnen verehrt, als totemistische Verwandte. Sprechende Tiere erscheinen den Indianern bei der Visionssuche und teilen ihre Weisheit mit. Tiere reden mit den Menschen in Träumen. Sie helfen den Schamanen als Verbündete, wenn sie sich auf Jenseitsreise befinden. Nie und nirgendwo – außer in unserer materialistischen Gesellschaft – wurden Tiere zu bloßen, entpersönlichten „Ressourcen" degradiert, über die der Mensch hemmungslos verfügen kann. Überall wurden Tiere verehrt. Doch das hat die Menschen nicht davon abgehalten, auch ihr Fleisch zu verzehren.

Ernährung und Bewußtsein

Die Bedeutung der Ernährung und ihre Wirkung auf Körper, Seele und Geist ergibt sich aus einem zusammenhängenden Gewebe ökologischer, genetischer und kulturhistorischer Faktoren, in die der Mensch hineingeboren wird. Ernährung ist untrennbar eingebettet in das kulturelle Gesamtuniversum einer Gesellschaft, ebenso wie Sprache, Bräuche, Verwandtschaftsregeln und Religion. Der kulturspezifische Ernährungskomplex

Kulturelle Bewertungen von Pflanzen und Tieren als Nahrung

Was Festtagsspeise, Genußmittel, Hauptnahrungsmittel oder eine Nahrung ist, die man nur in der äußersten Not verspeisen würde, hängt von der jeweiligen kulturellen Bewertung ab. So würde ein Hindu eher verhungern, als den ausgemergelten Familienochsen zu essen und der Generation, die den 2. Weltkrieg erlebt hat, sind Steckrüben ein Graus. Ebenso fiel es Nordeuropäern in der Hungerzeit nach dem Krieg äußerst schwer, den Mais zu essen, der mit amerikanischen Hilfsgütern kam, denn zuvor kannten sie dieses Getreide nur als „Viehfutter". Als ein Wanderheuschreckenschwarm über die frischbestellten Felder der mormonischen Siedler in Utah herfiel, sahen diese „Heiligen der letzten Tage" den Hungertod vor Augen. Sie beteten zu ihrem Gott um Rettung. Zur gleichen Zeit trommelten die Shoshone-Indianer Dankgebete an die Götter für das reichliche Essen, das wie ein Segen vom Himmel herabkam: Geröstete Heuschrecken gelten bei ihnen als Delikatesse. (Letztlich war der Mormonengott stärker, denn plötzlich kamen Möwen, die die Heuschrecken vertilgten. An dieses „Wunder" erinnert ein Denkmal mit einer Möwe in Salt Lake City.)

36

ist, wie die Sprache, ein Symbolsystem. Wie jede Sprache aus ihren spezifischen phonetischen Einzelelementen besteht, so enthält jede Kultur auch ihre eigenen „kulinarischen Bausteine". Die kulinarischen Regeln – wann, wie, warum oder wo gegessen wird, wie Nahrung zubereitet wird und wer sie zubereitet, serviert, oder mit wem man ißt – lassen sich mit grammatischen Regeln vergleichen. Verschiedene Speisen haben ihre unterschiedlichen Wertigkeiten (gesellschaftlich und ernährungsphysiologisch), wobei Eiweißspender generell höher bewertet werden als Kohlehydrate.

Wie eine Sprache ist die Speise kulturspezifisch und kann nur innerhalb des jeweiligen kulturellen Systems verstanden werden. Dennoch wird hier der Versuch unternommen, einige generelle, allgemeingültige Aussagen zu machen. Im Zeitalter der zunehmenden Globalisierung der Märkte lösen sich die traditionellen Eßsysteme, also die lokal angepaßten, geschichtlich gewachsenen kulinarischen Universen, auf. Die hauptsächlich nach kommerziellen Erwägungen psychologisch geschickt vermarkteten „fast foods", „junk foods" und Mikrowellenmenüs wirken auf kultureller wie auch gesundheitlicher Ebene chaotisierend.

In unseren Nahrungsentscheidungen stützen wir uns immer weniger auf bewährte Überlieferungen und sind entweder auf unser Gutdünken oder auf die sich ständig widersprechenden Expertenmeinungen angewiesen. Hier nun also einige Gesichtspunkte, die sich auf die Aussagen verschiedener Schamanen und „Weiser" in unterschiedlichen Kulturkreisen stützen, die uns helfen können, einen Ausweg aus dieser Entwicklung zu finden:

* **Die Nahrung stimmt uns feinstofflich auf unsere unmittelbare Umgebung ein**
  Ißt der Mensch, was in seiner natürlichen Umwelt wächst und gedeiht, stimmt er sich auf die subtilen, feineren, transzendenten Aspekte seiner Umgebung ein. Unversehens entwickelt er dadurch eine intime Beziehung zu den lokalen Naturgeistern, Gottheiten und Elementarwesen. Diese über-

sinnlichen Wesen können sich dann um so leichter denen, die dafür empfänglich sind, in Träumen kundtun, ihnen Eingebungen vermitteln und die Geheimnisse der heimatlichen Landschaft offenbaren.

Unter diesem Gesichtspunkt ist auch das stark ritualisierte amerikanische Thanksgivingfest zu sehen. Dabei handelt es sich nicht nur um das alte Erntedankfest, welches die europäischen Siedler mit in die Neue Welt brachten. Thanksgiving zelebriert vor allem die Landnahme der „Pilgerväter" und deren „Kommunion" mit dem Geist des Kontinents. Diese Kommunion wird durch das Essen indianischer Speisen vollzogen. Im eisigen Winter 1620/21 gingen den Siedlern aus Europa die mitgebrachten Vorräte aus. Die Wampanoag-Indianer retteten sie vor dem sicheren Hungertod, gaben ihnen zu essen und zeigten ihnen im nächsten Jahr, wie man indianische Pflanzen, vor allem Mais, Bohnen und Kürbisse, anbaut. Zwar brachten die puritanischen Pilgerväter daraufhin ihre heidnischen Retter um, aber es sind noch immer die Speisen des Neuen Kontinents, die bei diesem Fest von den Amerikanern „rituell verspeist" werden: Truthahn mit einheimischen Preiselbeeren, Maisbrot und -pudding mit Ahornsirup, „baked beans" (nach indianischer Art gekochte Bohnen) „sweet potato", „baked potato" (aus besonders mehligen nordamerikanischen Burbank-Kartoffel) und zum Nachtisch den „pumpkin pie" (Kürbistorte) oder „pecan-pie" (aus der einheimischen Pekannuß *(Carya illinoinensis).*

● **Die Nahrung schafft eine Verbindung zu unseren Ahnen**
Orientieren wir uns an den traditionellen Ernährungsgewohnheiten der Vorfahren, so kommen wir leichter mit den Ahnengeistern in Verbindung. Wir öffnen uns dann „Ahnungen", die uns sonst kaum zugänglich sind, und empfangen die Hilfe verstorbener Stammesmitglieder. Anders ausgedrückt: Im Sinne des Biologen Rupert Sheldrake könnten wir sagen, daß sich das Individuum auf diese Weise auf das morphogenetische Feld, in dem sich die Vorfahren beweg-

ten, einstimmt. Die Vorfahren, die im „Blut" (im genetischen Code) – C.G. Jung nannte es das „kollektive Unterbewußtsein" – oder in der Erde, im Wald oder in den Sternen weiterexistieren, werden erweckt und resonieren (schwingen mit), wenn sich ein Nachkomme in der Sprache, den Gewohnheiten und der Diät übt, die auch sie kannten und liebten.

Immer wieder liest man Berichte, daß das amerikanische Landwirtschaftsministerium über die Sturheit verärgert ist, mit der Japaner die Einfuhr von kalifornischem Reis verweigern, nach dem Motto: „Wenn ihr schon eure Wagen, Kameras und Computer auf den U.S.-Markt dumpt, dann könntet ihr doch wenigstens unseren Reis kaufen. Der ist zudem noch viel billiger als der hochsubventionierte Reis der gehätschelten japanischen Kleinbauern."

Doch die Japaner verweigern sich hartnäckig, allen gelegentlich angedrohten Wirtschaftssanktionen zum Trotz. Die Japaner verehren ihre Ahnen. Der Reis stellt eine Verbindung zu den Ahnen dar: In jedem Haushaltsschrein und Shintotempel wird den Ahnen und Gottheiten Sake (Reiswein) und Reis geopfert; durch das Getreide spenden die Ahnen ihren Nachkommen Kraft. Amerikanischen Reis zu essen wäre für die Japaner eine ebenso unakzeptable Zumutung, wie für die Bayern amerikanisches Büchsenbier beim Oktoberfest.

Heimische Nahrung stärkt das Verständnis für die Natur, in der man lebt

Essen wir hauptsächlich Import- und Kolonialwaren, dann erweitert sich das Bewußtsein horizontal. Wir entwickeln zwar weltmännische Weitsicht, aber kaum mystische Tiefe. Bei Handels- und Kolonialvölkern, wie den Briten oder den Holländern, kommt das in Weltoffenheit, Experimentierfreudigkeit und Humanismus zum Ausdruck. Als krasses Beispiel: Erdbeeren aus Chile oder Mangos aus Afrika, die mitten im Winter aufgetischt werden, schmecken zwar gut, aber sie geben dem Körper sommerliche Signale, obwohl es draussen friert oder schneit. Auf unbewußter, psychosomatischer Ebene lockern die exotischen Leckerbissen die unmittelbare Verbundenheit mit der lokalen Umwelt und ihren Rhythmen.

● Das heimische Getreide wirkt stabilisierend

Essen wir Getreide als Hauptnahrungsmittel, verspüren wir einen zentrierenden Einfluß auf die Persönlichkeit. Getreide werden im Englischen „staple" genannt. Das Wort stammt vom urgermanischen „stapulaz" (=„stützender Pfeiler", „Stab") ab. Die leichten, dem Licht und der Luft hingegebenen Getreidegräser sind die wahrhafte Lebensstütze der Mehrzahl der Menschen: Weizen im Westen, Reis im Fernen Osten, Hirse in Afrika, Mais in Mittelamerika und Emmer, Roggen und Gerste im kühleren Norden. Auf diesen Süßgräsern der Familie Gramineae beruhen die großen Zivilisationen, die seit dem Neolithikum bestehen. Überall werden die Körner als Göttergaben verehrt, wenn nicht gar als pflanzliche Verkörperungen der Götter. Vom Weizenbrot sagt der Christengott: „Das ist mein Leib, für Euch gegeben!" (Lukas 22:19). Den Indianern ist der Mais eine inkarnierte Göttin, und der einfache Burmese verbindet Reis mit Buddha.

Gemäß der makrobiotischen Ernährungslehre Georg Oshawas befinden sich in den Getreidegerichten die Yin-Yang-Kräfte im harmonischen Gleichgewicht. Deshalb wirken sie auch harmonisierend auf den menschlichen Geist und Körper. Essen wir dagegen unausgewogen und einseitig, ohne mit dem stabilisierenden Getreide auszugleichen, dann fördert dies den Hang zu Schrulligkeiten und exzentrischem Verhalten.

● Fleisch stärkt den Wirklichkeitssinn und verleiht besondere Kräfte

Fleisch ist nicht gleich Fleisch. Auch hier sind Nuancen zu beachten. Einige Völker charakterisieren die Wirkung des Fleisches anhand der Signatur des Tieres:

Wildbret gibt besonders viel Kraft, Verwegenheit und Ausdauer. Nicht ohne Grund gelten Jäger und Wilderer im Volksmund als kühne Schürzenjäger und überhaupt wilde Burschen.

Rindfleisch macht stur. Der britische „Beefeater" ist sich dessen bewußt und ist stolz auf diese vermeintliche Charaktereigenschaft, die ihn bei drohender Gefahr nicht wanken oder weichen läßt.

Schweinefleisch macht listig und verschlagen. In den slawischen, germanischen und keltischen Kulturen gehörte der Schweinebraten nicht nur zu den großen Festlichkeiten, sondern auch die Götter im Himmel labten sich täglich daran.

Fisch regt das Denken an und enthält z.B. viel Phosphor. Bereits die Gebildeten der Renaissance stellten den Fisch unter die Herrschaft des Merkurs, des Gottes der Klugheit. Ansonsten gelten die wendigen Wasserbewohner als aphrodisierend. Und welcher Casanova würde schon auf Austern, Meeresfrüchte oder Kaviar verzichten?

Pflanzennahrung fördert geistige Höhenflüge

Ernährung mit reiner Pflanzenkost macht den Geist „leichter". Bei psychisch labilen, schwachen Persönlichkeiten kann eine einseitige vegetarische Ernährung den Hang zum Egoismus eventuell verstärken. Rudolf Steiner zufolge kann Vegetarismus, wenn er nicht mit spirituellem Streben verbunden ist, zu Fanatismus, Dogmatismus oder Eigenbrötelei führen.

Gesundheitsgefährdungen durch antibiotika- und hormonverseuchtes Fleisch, Rinderwahnsinn und Schweinepest lassen allein aus gesundheitlichen Gründen eine ausgewogene pflanzliche Diät immer sinnvoller erscheinen. Abgesehen davon läßt sich starker Fleischkonsum ethisch kaum mehr vertreten. Der amerikanische Dichter Gary Snyder, selbst kein Vegetarier, weist auf die karmische Wirkung der quälerischen Massentierhaltung hin. Entwicklungsländer hungern, weil Getreide, Fischmehl und andere hochwertige

Nährstoffe an Vieh verfüttert werden. (Um ein Kilo Fleisch zu „produzieren" werden sieben Kilo Getreide benötigt.) Allein in Südamerika wurden in den letzten drei Jahrzehnten mehr als 25 % der Regenwälder abgeholzt, um Viehweiden Platz zu machen. Das Fleisch ist vor allem für Fast-Food-Hamburger bestimmt.

Synthetische Nahrungszusätze und gentechnisch veränderte Nahrung entfremden Menschen von ihren Wurzeln
Die synthetischen Geschmacks- und Farbstoffe, „Aromamasken", und all die anderen Zusätze und Enzyme in den smarten, industriell „veredelten" Designer-Foods gaukeln uns zwar „heile kulinarische Welten" vor, haben aber nichts mit natürlicher Herkunft zu tun, sondern mit virtuellen, also künstlichen, Realitäten. In den USA stammen schon 95 % aller Lebensmittel aus industrieller Produktion. In der Bundesrepublik Deutschland sind es mittlerweile schon 75 %. Wie die elektronischen Scheinwelten des Cyberspace, entfremden mikrobiologisch und technisch veränderte Lebensmittel den Menschen von seinen organisch gewachsenen Wurzeln und lassen ihn seine Abhängigkeiten von der Mutter Erde, von den Pflanzen und Tieren, vergessen. Auch wenn unser Kopf, unser oberflächlicher Verstand, offenbar damit klar zu kommen scheint und es profitabel für die Wirtschaft ist, so stellt sich die Frage, ob unser Organismus und die archaischen Schichten unserer Psyche damit längerfristig zurechtkommen.

Unser Bewußtsein wird von dieser künstlichen Ernährung beeinflußt. Wir haben eine lange biologische Entwicklungsgeschichte hinter uns, die uns geformt und geprägt hat. Unsere Leiblichkeit und unsere Psyche lassen sich – trotz Gentechnik – nicht so leicht neu entwerfen wie ein Auto, oder reprogrammieren wie einen Computer. Früher oder später wird der Körper aufbegehren, wird sich mit Allergien und einer Palette von immer neuen „Zivilisationskrankheiten" zur Wehr setzen. Das betrogene Tier in uns wird schließlich aufbegehren und unsere schöne, neue Scheinwelt ernsthaft bedrohen.

Schlußbemerkung

Eine Grundregel der ethnograpischen Feldforschung ist es, nicht nur die anderen Kulturen zu beobachten, sondern im Sinne der teilnehmenden Feldforschung auch so zu leben und zu essen wie die Eingeborenen.

Der Autor dieser Zeilen hat in diesem Zusammenhang selbst mit verschiedenen Diäten experimentiert und die entsprechenden Gemütsverfassungen erfahren. Erlebnisweise und Weltsicht haben auch eine definitive ernährungsmäßige Komponente. Wir haben uns heutzutage weitgehend von den kulturellen Ernährungsnormen emanzipiert. So wir nicht den Suggestionen der kommerziellen Nahrungsmittelinteressen unterliegen, bedeutet dies folgendes: Wir sind frei, selber zu entscheiden, was wir essen, trinken und wie wir dadurch unser Bewußtsein beeinflussen.

Die traditionelle Landwirtschaft und Ernährung der Lakandonen von Naha'

von Christian Rätsch

Der Wald, die Welt der Lakandonen, geschaffen von Hachäkyum, im heutigen Sprachgebrauch La Selva Lacandona, der „Lakandonen-wald", liegt im mexikanischen Bundesstaat Chiapas an der Grenze nach Guatemala. Er ist ein typischer tropischer Regenwald mit einem dichten Blätterdach. In dem Wald regnet es mindestens 300 Tage im Jahr, aber nicht jeden Tag und nicht ununterbrochen.

La Selva Lacandona - Der Wald der Lakandonen

Die Artenvielfalt im Wald ist überwältigend. Jeder einzelne Baum ist eine Welt für sich. Jeder Zweig ist bewachsen mit Epiphyten, Farnen, Pilzen, Moosen, Flechten, sogar mit Algen, weil es für deren Wachstum feucht genug ist. Zwischen diesen Pflanzen leben unzählige Tiere, Insekten, Eidechsen, Salamander, Baumfrösche, Schlangen, Vögel, Eichhörnchen.

In einer derartigen Baumwelt trifft man bis zu 1000 Arten an – eine wirkliche Welt im Wald. Genaugenommen wirkt ein Baum wie das (fraktale) Abbild des Waldes, denn er ist Hort der Fülle und des Artenreichtums.

Die Lakandonen kennen jede Blüte, jeden Strauch; sie wissen von jedem Gewächs, wo es vorkommt, wann es blüht, in

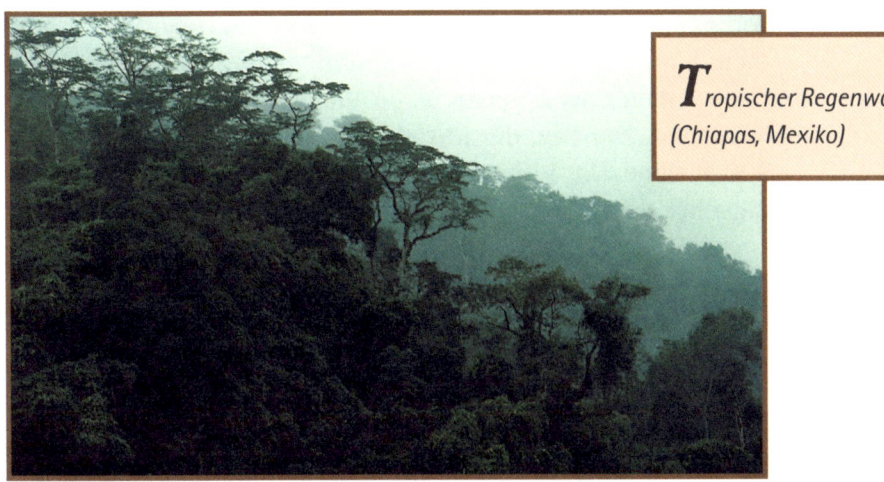

*T*ropischer Regenwald
(Chiapas, Mexiko)

welchem Zusammenhang es steht, welche Besonderheiten damit verbunden sind, ob es nützlich, schädlich oder gefährlich ist. Oft verrät der Lakandonenname schon die Bedeutung eines Gewächses. Es gibt einen Strauch mit roten Blüten und leuchtend blauen Samenkapseln. Er heißt *u yooch k'ambul,* „die Speise des Gelbschnabelhockos". Wenn man weiß, zu welcher Zeit die Samen, eine bevorzugte Nahrung des großen und schmackhaften Vogels *(Crax rubra),* reifen, braucht man sich zu dieser Zeit nur bei dem Strauch einzufinden, auf den begehrten Vogel zu warten und ihn zu erlegen.

Der Wald bietet alles, was man zum Leben braucht. Normalerweise ist alles im Überfluß vorhanden. Man muß es nur wissen. Fast jedes Gewächs hat irgendeinen Nutzen. Es gibt viele Tiere im Wald, die als Jagdwild geeignet sind. Zudem finden sich reichlich Wasser, eßbare Insekten, Schnecken und Steine.

Naha' – Das Dorf
Naha' bedeutet „Haus des Wassers"; es ist der Name des Sees, an dessen Grund der Subin, ein großer Drache, hausen soll, und der Name des letzten traditionellen Dorfes der Lakandonen. Dort leben etwa 120 Menschen – Kleinkinder und Greise mitgezählt. Alle sind miteinander verwandt oder verschwägert. Es

wohnen immer direkt verwandte Familien in Gehöften zusammen. Einige Häuser stehen in unmittelbarer Nähe zueinander, andere liegen weit verstreut im Wald oder nahe der Uferböschungen. Der See, der Mittelpunkt des Ortes, liegt auf etwa 900 m Höhe. Das Klima ist dort etwas gemäßigt. Selbst wenn es tagsüber sehr heiß ist, kühlt es nachts angenehm ab.

Hach winik – Die Menschen

Die Kultur der Lakandonen wurzelt in der klassischen Mayakultur. Die Lakandonen sind keine stoischen, ernsten Indianer, so wie wir sie uns allzuoft (fälschlich) vorstellen. Es ist eine heitere Kultur, die uns in Naha' begegnet. Die Menschen lieben das Lachen, sie sehen im Lachen den Ausdruck eines guten Bewußtseins, d. h. einen Ausdruck der Gesundheit. Die Männer tragen lange Haare. Es ist das Zeichen für die Ehrung der Tradition. Auf Lakandon ist das Wort für „Kopf" und „lange Haare" dasselbe *(ho'ol)*. Deshalb sagt man von einem Mann, der sich die Haare geschnitten hat, er hat keinen Kopf mehr, d. h. er verachtet die Tradition. Männer tragen lange, weiße Gewänder. Die Frauen flechten sich den Traditionen entsprechend die Haare zu Zöpfen und verzieren sie mit Vogelbälgen. Sie tragen unter dem weißen Gewand noch einen bunten Rock. Die Lakandonen, die eine heitere Gemütsauffassung pflegen und fördern, sind kinderliebend und leben gerne in großen Familienverbänden zusammen, denn sie lieben es, zu klatschen und zu lachen.

Der häusliche Rahmen ist die Domäne der Frau. Ihr obliegt das Aufziehen der Kinder, die Verköstigung der Familie und die Pflege der Hausgärten und der Haustiere. Der Truthahn, den wir als Weihnachtsputer kennen, stammt aus Mittelamerika. Er wurde von Indianern domestiziert und ist auch heute noch das wichtigste Haustier der Lakandonen. Die Truthähne gehören den Frauen und werden von ihnen gefüttert, gepflegt und gelegentlich als Festschmaus (Truthahn in Maissoße) zubereitet.

Die Küche besteht eigentlich nur aus drei Steinen. Die drei Steine bilden den Herd und symbolisieren gleichzeitig die Frau und das weibliche Universum. Auf dem Herdfeuer werden alle Koch-, Back- und Brataktivitäten ausgeführt. Früher waren alle Koch- und Backgeschirre aus Ton. Heute sind über Tauschhandel und Einkauf Metalltöpfe in die Häuser der Lakandonen gelangt.

Die Frauen gehen oft in den Wald, um Palmenherzen, Flußschnecken oder Insekten zu sammeln. Die Männer schließen sich ihnen gelegentlich an, gehen aber lieber auf die Jagd. Traditionell wurde mit Pfeil und Bogen gejagt; allerdings sind Gewehre den Lakandonen seit Anfang des Jahrhunderts bekannt. Sie sind mit den Chicleros, den Kaugummisammlern, in den Wald gelangt und über den Tauschhandel zu den Lakandonen gekommen. Dort werden heute noch zum Teil sehr alte Gewehre (22er Kaliber) benutzt. Da es in den letzten Jahren immer schwieriger wird, Munition zu bekommen, gewinnt der Gebrauch von Pfeil und Bogen wieder an Bedeutung.

Die Männer sind begeisterte Jäger und nutzen jede Chance, auf die Jagd zu gehen. Oft bringen sie Tukane mit. Die Tukane gehören zu den häufigsten Vogelarten. Sie werden nicht nur gegessen – ihr zähes Fleisch muß 12 Stunden gekocht werden – es werden auch ihre Schnäbel für Schmuckzwecke abgezogen und das Gefieder getrocknet. Die Hauptarbeit der Männer ist aber nicht die Jagd, sondern die Landwirtschaft.

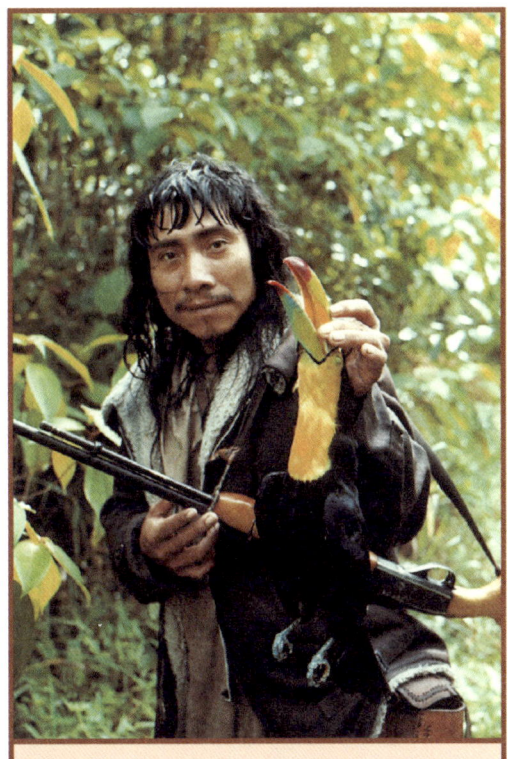

Stolz zeigt ein erfolgreicher Jäger seine Beute, einen Tukan.

47

Der Milpa-Zyklus

Das Zentrum der Landwirtschaft – und damit auch die zentrale Quelle der Ernährung – ist die Milpa (von Aztekisch *milpalli*), ein temporär angelegtes und vielseitig genutztes Maismischfeld. Der Milpa-Zyklus beruht auf dem Brandrodungsbau oder der Wanderfeldwirtschaft und ist eine traditionelle Form der Permakultur. Außerdem ist die Milpa ein Abbild des indianischen Speiseplans. Die Milpa liefert die Grundnahrungsmittel Mais, Bohnen und Chili, sowie zahlreiche weitere Gemüse und Gewürze.

Rodung

Das Roden beginnt am Anfang der Trockenzeit, der Zeit, die auf Lakandon *yaxk'in,* „Erste Sonne" heißt; sie entspricht unserem Frühsommer (Mai). In dieser relativ trockenen Zeit können das gefällte Holz und abgeschlagene Laub trocknen. Während die Rodung trocknet, können die Hölzer bestimmter Bäume genutzt werden, z. B. als Feuerholz oder zur Herstellung von Gebrauchsgegenständen.

Bevor man in den Wald geht, um ein Stück zu roden, geht man in das Götterhaus und fragt die Götter, welches Stück Land man roden darf. Es gibt Divinationsmethoden, um den richtigen Ort zu finden. Den Göttern wird Weihrauch geopfert, damit sie das Land freigeben. Dann beginnt das Roden. Die gewöhnliche Größe des Feldes beträgt ca. 40 x 40 Meter. Das Feld ist viereckig, denn die Vier ist die Zahl des männlichen Universums und das Roden und Anlegen der Milpa ist Sache der Männer. Die Drei, symbolische Zahl des weiblichen Universums, und die Vier ergeben zusammen die Sieben. Die Sieben ist die Zahl des räumlichen Bewußtseins vom Kosmos, die Orientierung im Raum. Darin sind die vier Himmelsrichtungen, Oben und Unten, sowie das Zentrum des eigenen Selbst' oder des universellen Bewußtseins enthalten.

Zunächst wird das Unterholz geschlagen, dann werden die Bäume gefällt. Früher wurde diese Arbeit mit Steinäxten ausgeführt. Heute gibt es Äxte aus Eisen. Die Lakandonen haben alles, was ihnen unter den westlichen Errungenschaften als sinnvoll erschien, in ihre Kultur integriert. Auch wenn es sich

Geschützte Bäume

Wenn gerodet wird, müssen einige Bäume stehen gelassen werden. Der Kapokbaum (Ceiba pentandra) gehört zu den höchsten Bäumen des Waldes. Er fällt durch seine mächtige Krone, den langen, kräftigen Stamm und die mit Dornen besetzte silbrige Rinde auf. Die Lakandonen nennen ihn ya'che', *„erster Baum"; es ist der Weltenbaum der alten Maya. Dieser Baum ist heilig, denn er trägt die Seelen der Opferspeisen in den Himmel der Götter. Man kann ihn sich als eine Art Fahrstuhl der Opferseelen vorstellen.*

Der berühmte und unselige Mahagonibaum (Swietenia macrophylla), auf Lakandon puna', *darf auch nicht gefällt werden. Er ist heilig. Wer den Mahagonibaum fällt, begeht einen schweren Fehler. Der heilige Baum darf nur gefällt werden, um aus dem geraden Stamm einen Einbaum für die Gemeinschaft oder um aus dem roten Holz Ritualgegenstände, z. B. das Balche'-Kanu zum Brauen des berauschenden Opfertrankes, herzustellen. Die mexikanische „Zeder" (Cedrella mexicana) heißt auf Lakandon k'uhche', „Götterbaum". Dieser heilige Baum darf auch nicht gefällt werden, denn sein duftendes, insektizides Holz soll zur Herstellung von krankheitsabwehrenden Götterfiguren verwendet werden. Auch können aus dem Holz, alternativ zum Mahagoniholz, etliche Ritualgegenstände gefertigt werden. Schon den alten Maya war dieser Baum heilig. Sie stellten daraus ihre hölzernen Götterbilder und Kultgegenstände her. Der ox-Baum (Brosimum alicastrum), auf Mexikanisch* ramón *genannt, darf ebenfalls nicht gefällt werden. Er liefert die sogenannten Brotnußfrüchte, die einen Maisersatz in Notzeiten bilden.*

Diese Tabus sorgen letztlich dafür, daß auch ein gerodetes Stück Land nie gänzlich der Erosion ausgesetzt wird, sondern durch Schattenstellen vor der brennenden Sonne geschützt oder der Boden durch verbliebene Wurzelstöcke bei Regen nicht weggeschwemmt wird.

dabei vorwiegend um Dinge handelt, die die traditionellen Verhaltensweisen kaum ändern, so bedeutet es natürlich zeitlich einen Vorteil, wenn ein großer Baum mit einer Eisenaxt anstatt mit einer traditionellen Steinaxt gefällt wird. Arbeitserleichterungen führen aber nicht zu Langeweile oder Überproduktion, wie bei uns, sondern passen gut in das Sozialsystem der Lakandonen. Freizeit wird großgeschrieben, denn in der Frei-, oder besser gesagt, in der arbeitslosen Zeit werden die sozialen Kontakte gepflegt, es wird die orale Tradition gefördert und es gibt genug Zeit, um den Göttern zu opfern.

Milpa-Brand

Zur Zeit der „Ersten Großen Sonne" *(nah yaxk'in)* sind die Tage am längsten und die Hitze erdrückend (Juni). Das Blau des Himmels ist im Staub und Dunst nicht mehr zu sehen. Bald werden die ersten Regen kommen. Aber noch vor dem ersten Regen müssen die getrockneten Rodungen abgebrannt werden. Früher wurde eine Divination durchgeführt zur Bestimmung des Tages, an dem das Feuer gelegt werden sollte. Nach der Divination wurde ein Balche'-Trank angesetzt, um die Götter zu bitten, das Feuer nicht auf den Wald überspringen zu lassen und mit dem Einsetzen der Regenzeit genügend Wasser zu bringen.

In der Nacht vor dem Milpa-Brand darf der Mann nicht in der Nähe (s)einer Frau schlafen, geschweige denn, sie berühren. Im Laufe des folgenden Vormittags geht er zu der Rodung und entfacht ein *suhuy k'ak'*, ein unberührtes Feuer mit einem Stück Rinde und einem handgedrehten Feuerbohrer. Mit trockenen Maislieschblättern wird das Feuer dann ins Feld getragen. Das getrocknete Gestrüpp und Holz geht schnell in Flammen auf. Nach einer halben oder einer Stunde ist das Stück verbrannt. Zurück bleiben angekohlte Äste und Baumstämme, sowie eine Schicht fruchtbarkeitsbringender Asche. Der Boden muß drei Tage abkühlen, bis gepflanzt werden kann.

Aussaat

Die Aussaat ist schnell vorbereitet. Maiskörner werden befeuchtet, damit sie (vor)keimen. Mit den gekeimten Körnern ist das Anwachsen des Maises gewährleistet. Die gekeimten Körner haben sich mit lebenswichtigem Wasser vollgesaugt, da der Boden durch die Trockenzeit und den Milpa-Brand doch sehr ausgetrocknet ist. Es können aber auch ungekeimte Körner als Saat benutzt werden; sie sind nur nicht so erfolgreich.

Zum Säen wird ein Pflanzstock hergestellt. Dazu wird ein dünner Baum mit geradem Stamm gefällt und auf Körperhöhe zugeschlagen. Das Wurzelende wird mit dem Buschmesser gespitzt. Der Pflanzstock dient dazu, etwa 15-20 cm tiefe Löcher in den Boden zu bohren. Da diese Tätigkeit die Fruchtbarmachung des Feldes symbolisiert, soll der Mann in der Nacht vor dem Säen keinen sexuellen Verkehr gehabt haben.

Die Pflanzlöcher werden etwa im Abstand von einem Meter angebracht. In jedes Loch werden 4, 5, 7 oder 9 (vorgekeimte) Maiskörner, sowie einige Kürbissamen und 3-4 Bohnen gelegt. Das

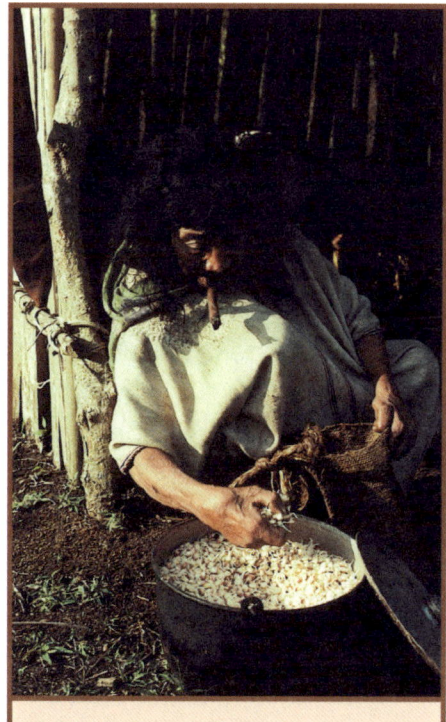

*E*in alter Indianer mit vorgekeimten Maiskörnern für die Aussaat

tiefe Loch schützt die Samen vor hungrigen Vögeln und die bald sprießenden Schößlinge vor schädlichem Fraß.

Wie alle Tätigkeiten der Lakandonen wird auch die Aussaat von Zauberei begleitet. Um die Pflanzarbeit zu erleichtern und die neue Milpa von Wildpflanzen frei zu halten, wird ein Zauberlied *gedacht*. Mit diesem Lied werden unsichtbare Hilfsgeister in Gestalt von Vögeln aus der gewöhnlich unsichtbaren Welt herbeigerufen. Sie gehen dem Pflanzer zur Hand und achten darauf, daß das besäte Feld nicht allzuschnell von den Pflanzen des Waldes überwuchert und dadurch das Maiswachstum behindert oder gestört wird.

Die Milpa – Ein Wunder der Feldbaukunst

Der Mais wächst relativ schnell. Er erhält die notwendige Feuchtigkeit hauptsächlich durch den morgendlichen Tau. Es ist aber wichtig, daß der Mais vor Beginn der Regenzeit *(ok ha')* gepflanzt wird, da zuviel Wasser die jungen Pflanzen zerstören kann oder verfaulen läßt. Der Mais wächst in drei Monaten bis auf eine Höhe von ca. vier Metern, bevor er Kolben ausbildet. Während der Mais reift, ranken die Bohnen, die gleichzeitig mit dem Mais gepflanzt wurden, an den Maisstauden hoch. Wenn die Bohnen blühen ist der Mais reif. Die Stauden werden abgeknickt, damit der reife Kolben mit der Spitze nach unten hängend trocknen kann. Würde der Maiskolben nach oben stehen, würde zuviel Regenwasser in den Kolben eindringen; er könnte nicht trocknen und würde verfaulen. Die Staude muß in einer bestimmten Höhe umgeknickt werden, damit die maisfressenden Zwerghirsche nicht an die Kolben gelangen können. Die Lieschblätter werden beim Trocknen sehr hart und schützen den Kolben vor Insektenfraß.

Während die Maiskolben trocknen, reifen die an den Stauden rankenden Bohnen. Zwischen den Stauden haben sich auch die Kürbisse verbreitet. Sie bilden etwa zur gleichen Zeit wie die Bohnen ihre Blüten aus. Die gelben Blüten werden gerne in Maisteig eingebacken gegessen. Ebenfalls auf dem Boden verbreitet sich die Tomate, eine der vielen Pflanzen, die wir den Indianern zu verdanken haben.

Die Lakandonen bemühen sich, auf möglichst kleinem Raum viele Arten anzubauen. So wachsen neben den vielen verschiedenen Kürbisarten Flaschen- und Kletterkürbisse, die den Raum zwischen dem Bodenbewuchs und den Bohnenblüten ausfüllen. An den Maisstauden klettern auch die Ranken der Süßkartoffeln hoch. Zwischen dieser Vielzahl von Pflanzen werden noch weitere angebaut, besonders dann, wenn eine Maisstaude nicht richtig wächst. Dann reißt man sie heraus und pflanzt an deren Stelle Süßen Maniok oder andere Knollenfrüchte, z. B. eine genießbare *Xanthosoma*-Art.

Damit alles gut wächst, muß die Milpa gepflegt werden. Eigentlich ist die Milpawirtschaft gar keine Landwirtschaft, sondern eher ein intensiver Gartenbau. Die Milpapflege ist sehr zeitaufwendig. Um das Wachstum der Kultigene zu fördern, müssen alle rasch wachsenden Wildpflanzen gejätet werden. Nützliche Wildpflanzen werden nicht gejätet. Sie können sich durch die hohe Sonneneinstrahlung sehr gut entwickeln, meist besser als im dunklen Wald. Zu diesen Wildpflanzen gehört die duftende Vanille, die als Gewürz, Parfüm und Aphrodisiakum verwendet wird. Der *Äh chinich'*-Baum darf wachsen, weil er schnell vitaminreiche, süße Früchte ausbildet. Der *nukuch ki'bok* wird stehengelassen, weil seine duftenden, weichen Blätter als Toilettenpapier dienen. Mehrere *Heliconia*-Arten dürfen gedeihen, weil die Blätter als Frischhaltefolie für Maisteig und als Backfolie verwendet werden. Der Goldpfeffer liefert eine scharfe, vitaminreiche Rohkost.

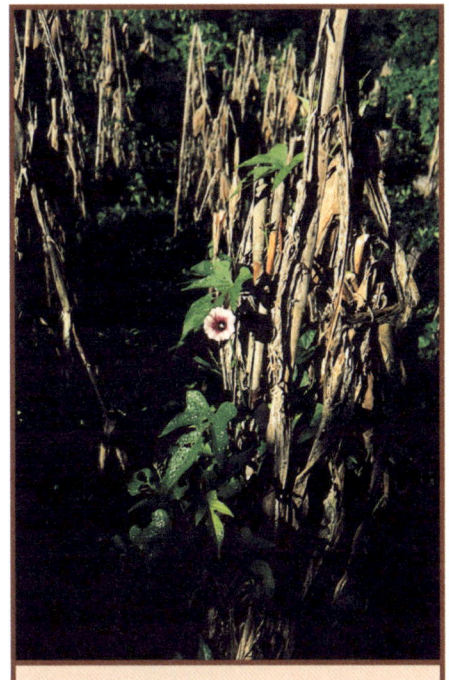

*S*üßkartoffelranke, die sich an den trockenen Maisstauden empor windet

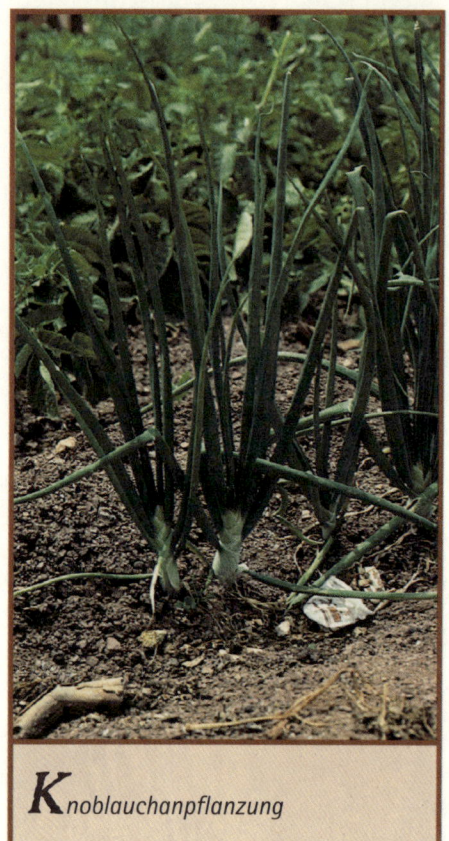

Knoblauchanpflanzung

Die violetten Früchte der saponinhaltigen Kermesbeere dienen als Waschmittel. Der Stempel der *äh päh k'ol* kann als Maisersatz verspeist werden. Die Blätter des Strauches, der *yooch ik mehen paalal* heißt, werden als Badezusatz für Kleinkinder verwendet. Schöne Blütenpflanzen werden auch ste-hengelassen, damit man sich an ihrer Schönheit erfreuen kann.

Oft werden gejätete Stücke mit anderen Pflanzen, z. B. mit würzigem Chilipfeffer, magenstärkendem Ingwer, süßen Bananen, Kohl, Zwiebeln, Knoblauch oder Zuckerrohr bepflanzt. Das geschieht gewöhnlich in der Zeit, während der der Mais an den Stauden hängt und trocknet.

Auf der Milpa werden nicht nur Nahrungspflanzen angebaut. Es gibt verschiedene Kürbisarten, die zwar nicht eßbar sind aber deren verholzte Schalen zu Gefäßen verarbeitet werden können. Der *Chank'älä'*-Strauch wird wegen seiner harten Samen angepflanzt. Aus ihnen werden die traditionellen Halsketten aufgezogen.

Dieses Maismischfeld enthält mehrere Stockwerke der Vegetation und wird dadurch zu einem Abbild oder einer Imitation des umliegenden Waldes. Der Boden ist von Ranken dicht bewachsen. Sträucher bilden das Unterholz. Die Maisstauden und Bananen entsprechen den Palmen. Die stehengelassenen Bäume bilden das Blätterdach. Alle Pflanzen gedeihen aber dadurch, daß sie durch den gelichteten Urwald genug Sonnenlicht erhalten. Manche Milpa-Kultigene bevorzugen allerdings schattige Plätze, was durch die Baumkronen der heiligen Bäume gewährleistet wird.

Die Vielzahl der kultivierten Nahrungs- und Nutzpflanzen gewährleistet, daß sich die einzelne Pflanze optimal entwickeln und eine Lakandonenfamilie sich abwechslungsreich und gesund ernähren kann.

Ernte für Götter und Menschen

Der Erntevorgang beginnt mit der Ernte für die Götter. Ist der Mais reif, aber noch nicht getrocknet, werden einige Kolben gepflückt und in die Zeremonialküche beim Götterhaus getragen. Die Frauen kochen dort die frischen Kolben und überreichen sie den Männern. Die opfern die Seele des Maises den Göttern. Dazu wird in den Götterschalen Weihrauch verbrannt. Einige Maiskörner weden dann unter Dankesgebeten den Göttern an die Lippen geführt. Werden die Götter vernachlässigt, so werden sie den trocknenden Mais durch Unwetter, Stürme oder gefräßige Nasenbärenhorden vernichten lassen.

In der Kosmologie der Lakandonen gehören die Götter genauso wie alle Pflanzen, Tiere und Menschen zum Kreis des Lebendigen und sind somit in die Kulturökologie eingebunden. Die Menschen sind von den Göttern genauso abhängig, wie die Götter von den Menschen. Die Götter brauchen die Opfergaben der Menschen, sonst würden sie verhungern und traurig dahinwelken. Genauso brauchen die Menschen den Frohsinn der Götter, denn der garantiert eine gesunde Regenwaldökologie und schützt vor Katastrophen.

In der Vorbereitungszeit zur Maisernte wird ein Maisspeicher, *u k'anche'näl,* „Der Stuhl des Maises" genannt, direkt in der Milpa oder beim Gehöft angelegt. Der Speicher wird genau wie ein traditionelles Haus gebaut. Es wird ein Boden aus halben oder ganzen Baumstämmen eingezogen. Ebenso werden Wände gebaut. Sie sollen möglichst dicht sein, um die zahlreichen Maisschädlinge abzuhalten. Das Dach wird mit Palmenwedeln gedeckt.

Nun beginnt die Ernte für die Menschen. Mit der ganzen Familie begibt man sich in die Milpa. Die getrockneten Kolben werden von den Stauden gebrochen. Die oberen Lieschblätter werden entfernt und verbrannt. Die noch von den inneren Lieschblättern geschützten Kolben werden auf Haufen geworfen. Ist der Haufen groß genug, werden die Kolben eingesammelt und in den Speicher getragen. Dort werden sie eng aneinandergereiht eingelagert. Die Ernte soll nun für ein Jahr, bis zur nächsten Ernte, reichen.

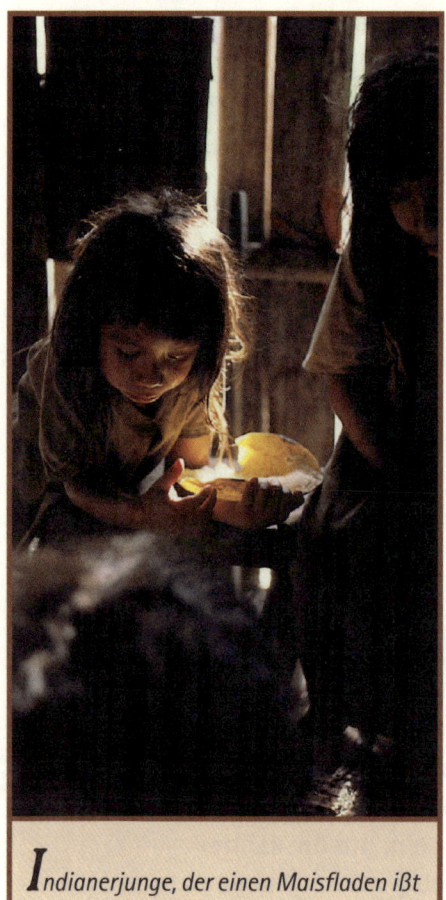

*I*ndianerjunge, der einen Maisfladen ißt

Die Grundnahrung Mais

Der Mais in verschiedener Form ist die Grundnahrung der Lakandonen. Meist wird er zu Fladen *(wah),* auf Mexikanisch *tortilla,* verarbeitet. Um den trockenen Mais benutzen zu können, müssen die trockenen, steinharten Körner vom Kolben befreit in einer Kalklauge gekocht werden. Die Kalklauge wird aus gelöschtem Kalk hergestellt. Der gelöschte Kalk wird aus den dicken Schalen von eßbaren Flußschnecken *(Pachychilus indiorum),* durch Brennen der Schalen und Löschen mit Wasser gewonnen. Die Kalklauge löst die unverdauliche Außenhaut der Maiskörner und schließt die Nährstoffe auf. Die gut gewaschenen Körner werden zermahlen und zu einem Teig verknetet. Aus dem Teig werden die großen, runden Fladen geformt. Sie werden auf einer Tonscheibe über dem Feuer gebacken. Der durchschnittliche Verbrauch pro Kopf beträgt ca. 1 Kilo Maisfladen pro Tag. Zu den

Maisfladen gibt es meist gekochte schwarze Bohnen, Chilischoten und Tomatensoße. Diese Kombination liefert alle nötigen Proteine, Kohlenhydrate, Vitamine und Mineralstoffe, die der Mensch benötigt.

Aus dem Maisteig können auch verschiedene erfrischende, stärkende Getränke zubereitet werden. Besonders beliebt bei der Feldarbeit oder auf Jagdausflügen ist ein Trank aus Maispaste in Wasser mit Honig gesüßt.

Die entkörnten Maiskolben *(bäkal)* werden weiterverwendet. Sie dienen als Klopapier oder werden als Griffe für Feilen und anderes Werkzeug verarbeitet.

Die getrockneten Maiskolben haben auch magische Qualitäten. In jedem Haus wird zum Schutz von Mensch und Tier ein Kolben an seinen eigenen Lieschblättern aufgehängt. Über diesen Kolben rezitiert man einen kurzen Zauberspruch:

Es heißt, daß sich des Nachts jedes Maiskorn – für Menschen unsichtbar – in einen lachenden, tanzenden Menschen verwandelt und dadurch die Totengeister vertreibt.

> ## Zauberspruch, damit ein Maiskolben Mensch und Tier schützt
>
> *„Beschütze mich*
> *Erlaube nicht*
> *Daß hierher kommt ein Totengeist*
> *Beschütze mich*
> *Erlaube nicht*
> *Daß mich ein Totengeist ergreift*
> *Beschütze mich*
> *Dafür hänge ich Dich hierhin*
> *Beschütze mich"*

Der Kreis schließt sich

Wenn die Maisernte eingebracht ist und die anderen Feldfrüchte geerntet sind, werden die Maisstauden ausgerissen, angehäuft und verbrannt. Nun wird auf das weitgehend befreite Feld Tabak gesät. Der Tabak ist für die Lakandonen eine „Pflanze der Götter", ein Geschenk ihres Schöpfergottes Hachäkyum. Denn der Rauch von selbstgedrehten Zigarren vertreibt das blutsaugende Ungeziefer, hat Heilkräfte und stimulierende Eigenschaften. Deshalb muß der erste Tabak, genau wie der erste Mais den Göttern geopfert werden. Tabak ist ein traditionelles Zeichen der Freundschaft und Verbundenheit. Mit Zigarren

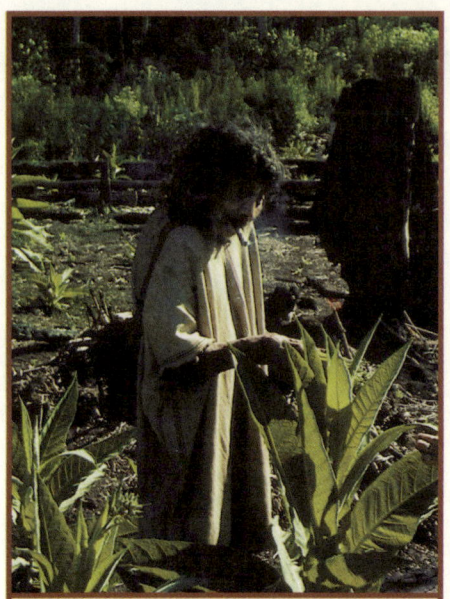

*E*in rauchender Indianer inspiziert seine Tabakpflanzungen (Naha'/ Chiapas, Mexiko).

wird auch die Braut gefreit. Der Tabak war schon den alten Maya heilig. Sie haben die Zigarre erfunden.

Das Tabakfeld muß sehr gut gepflegt werden. Die Pflanzen sind sehr empfindlich. Sie werden oft nach Schädlingen abgesucht. Außerdem muß der Boden oft gejätet werden. Die Blütentriebe müssen mehrfach entfernt werden, damit die Pflanzen hoch genug wachsen und Blätter liefern, die wiederum groß genug sind, um daraus Zigarren drehen zu können.

Der Tabak wächst über die Wintermonde bei entsprechender Pflege zu einer beachtlichen Größe an. Wenn der Tabak geerntet ist, überläßt man das Feld den Wildpflanzen. Sie wachsen schnell und bilden schon bald – nach wenigen Monden – ein undurchdringliches Dickicht. Dieses ehemalige Feld *(pakche' kol)* rodet man entweder im nächsten Frühjahr, um eine neues Maismischfeld anzulegen, oder man läßt es für drei bis vier Jahre zuwachsen (bis die jungen Bäume eine Höhe von vier bis fünf Metern erreicht haben). Dann kann entschieden werden, ob dieses Stück wieder gerodet wird, um ein neues Feld anzulegen oder ob es dem natürlichen Wuchs und der Regeneration des Waldes überlassen wird. Es dauert etwa zwanzig Jahre, bis der Wald wieder seine ursprüngliche Form angenommen hat. D. h. der Wald regeneriert sich nicht nur, er wird erhalten! Es ist auch für das geübte Auge sehr schwierig, primären Regenwald von bereits genutztem, „aufgeforstetem" zu unterscheiden.

Diese Landwirtschaftsform hat erstaunlicherweise nicht zur Zerstörung des Waldes geführt, sondern hat, im Gegenteil, den Artenreichtum, besonders an Vögeln und Insekten, erhöht. Es gibt eine Reihe von Vögeln, die nicht im Wald, dafür aber im Milpabereich leben können.

Da der Boden recht nährstoffarm ist, trägt ein Feld nur maximal drei bis fünf Jahre. Um die Böden in der Umgebung des Dorfes nicht allzusehr auszulaugen und die Selbstregenerationsmöglichkeit des Waldes nicht zu behindern, ist die traditionelle Lebensweise der Lakandonen ein Seminomadismus. Ursprünglich zog das ganze Dorf alle acht bis zwölf Jahre um.

Die Nutzpflanzen der Lakandonen von Naha':

Päk'al: Die Milpa-Kultigene

---

näl	*Zea mays*	Mais
(hach) bu'ul	*Phasaeolus vulgaris*	Schwarze Bohnen
chak bu'ul	*Phasaeolus sp.*	Rote Bohnen
äh boox	*Phasaeolus sp.*	Bohne
iib	*Phaseolus lunatus*	Limabohne
bu'ul box	*Vigna unguiculata*	Augenbohne
äh tsayintsay	*Lens culinaris*	Linsen
p'ak	*Lycopersicon esculentum*	Tomate
hach p'ak	*L. esculentum var. cerasiforme*	Kirschtomate
nukuch p'ak	*Lycopersicon pimpinellifolium*	Johannisbeertomate
k'um	*Cucurbita pepo*	Kürbis
sah k'um	*Cucurbita sp.*	weißblühender Kürbis
skil	*Cucurbita sp.*	Pepitas
chuh	*Lagenaria vulgaris*	Flaschenkürbis
lek	*Lagenaria siceraria*	Flaschenkürbis
k'is	*Lagenaria sp.*	Flaschenkürbis
p'iix	*Sechium edule*	Chayote
chikam	*Pachyrrhizus erosus*	Jicama
iis	*Ipomoea batatas*	Süßkartoffel
ts'in	*Manihot dulcis*	Süßer Maniok
mäkal	*Xanthosoma sagittifolium*	Tania

sänyah	*Citrullus lanatus*	Wassermelone
sukal	*Saccharum officinarum*	Zuckerrohr
pätan	*Musa spp.*	Banane
hach pätan	*Musa sp.*	Banane
box	*Musa sp.*	Kochbanane
äh masan	*Musa sp.*	Banane
äh mäya'	*Musa sp.*	Banane
äh chäk wolele'	*Musa sp.*	Banane
äh se'ensi'	*Zingiber officinalis*	Ingwer
chank'älä'	*Coix lacryma-jobi-var.*	Hiobsträne
ik	*Capsicum sp.*	Chili
mäx ik	*Capsicum baccatum*	wilder Chili
äh chawa'	*Capsicum annuum*	Chili
ya'ah chawa'ik	*Capsicum sp.*	Chili
sakyote'	*Capsicum sp.*	Chili
chäk ik	*Capsicum sp.*	Chili
ch'uhuk ik	*Capsicum pubescens*	Paprika
semboyah	*Allium sp.*	Zwiebel
äh bokimpach	*Allium sp.*	Cebollita
ahoh	*Allium sativum*	Knoblauch
äh kolis	*Potulacca sp.*	Kohl
put	*Carica papaya*	Papaya
k'uts	*Nicotiana tabacum*	Tabak
kih	*Agave sisalana*	Agave

Dabei bewegte sich das Dorf in einem großen Kreis durch den Wald. Nach ca. achtzig bis hundert Jahren gelangte man wieder an den Ausgangspunkt der Wanderung zurück. Leider ist diese Wanderung heute unmöglich geworden, da der Regenwald derart zersiedelt und zerstört ist, daß den Lakandonen nicht mehr genug Lebensraum bleibt, um dem großen Milpazyklus zu folgen. Damit wird auch die traditionelle Ernährung, die eine ausreichende Versorgung an allen erforderlichen Nährstoffen gewährleistet hat, immer schwieriger.

Loobil: **Nutzbare Wildpflanzen auf der Milpa**

bukluch	Vanilla planifolia	Echte Vanille
äh chinich'	botanisch nicht bestimmt	Fruchtbaum
nukuch ki'bok	Senecio sp.	nicht bekannt
äh sak wowol	Heliconia sp.	Heliconia
äh muxan	Heliconia schiedeana	Heliconia
ho'ben	Piper auritum	Goldpfeffer
tekox	Phytolacca americana	Kermesbeere
äh päh k'ol	Spathiphyllum sp.	Scheidenblatt
äh k'ayoch	Solanum cf. nigrum	Nachtschatten
yooch ik mehen	paalal Psychotria sp.	nicht bekannt
axux ak'	Cydista aequinoctialis	Knoblauchliane
k'ä'äxex	Chenopodium ambrosioides	Traubenkraut
äh tuch	botanisch nicht bestimmt	nicht bekannt
itsänte'	botanisch nicht bestimmt	nicht bekannt
lo'lo'	botanisch nicht bestimmt	Baumpilz
häläxk'iix	Rubus sp.	wilde Brombeere

An den Pflanzennamen wird offensichtlich, daß die Lakandonen eine differenziertere Kenntnis der Pflanzen des Regenwaldes haben als die Wissenschaft – und natürlich unsere deutsche Sprache, da wir es hier mit exotischen, also unbekannten Pflanzen zu tun haben.

Ernährungsgewohnheiten im Nordosten Thailands im Kulturvergleich

von Peter Kaiser

In Padang Besar, an der Grenze zwischen Thailand und Malaysia, hat der Bangkok-Singapur-Express eine Stunde Aufenthalt. Während der üblichen Wartezeit bieten Frauen aus den umliegenden Dörfern ihre Produkte feil. Neben Bananen, Mangos und Ananas wird in der Saison auch die Königin der Früchte angeboten – die Durian. Ihr Geruch erinnert ausländische Nasen an stinkenden Käse und Erbrochenes, was mit dem Duft der tropischen Blütenpracht am Bahnhofsgebäude kontrastiert. Doch die Einheimischen lieben sie. Über Geschmack und Geruch läßt sich bekanntlich nicht streiten.

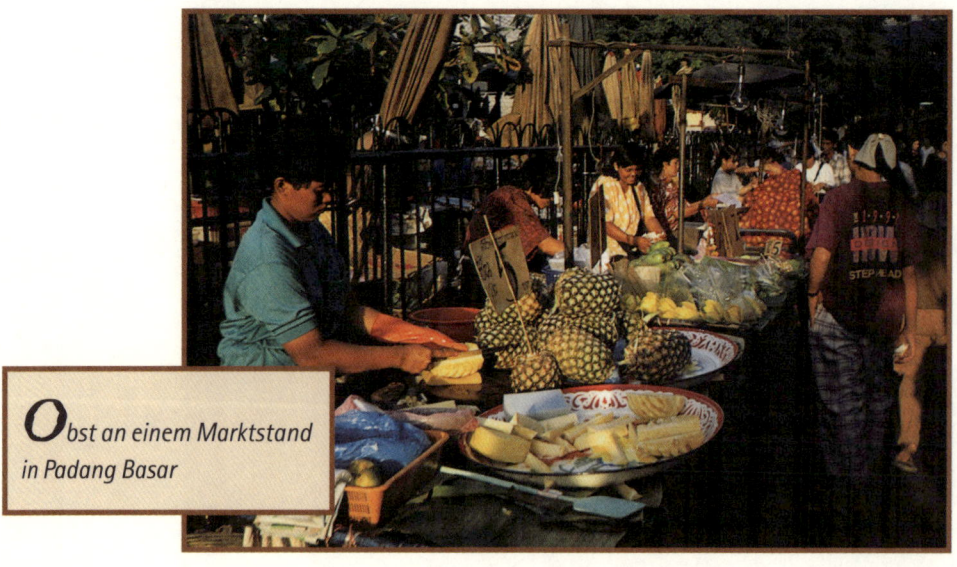

Obst an einem Marktstand in Padang Basar

Überhaupt – die thailändische Küche: Man kann sie hassen oder lieben, gleichgültig läßt sie einen nicht. In ihr spiegeln sich Kultur und Natur des Landes wider, wie auch die deutsche oder französische Cuisine von klimatischen Bedingungen und den Sitten der ansässigen Menschen geprägt ist. Man ißt, was das Land bietet. Doch das ist nur die halbe Wahrheit. Manche Dinge werden, obwohl im Überfluß vorhanden, nicht gegessen. Sei es, weil sie mit einem Tabu belegt sind, wie z.B. Schweinefleisch, oder weil sie Ekel eregen, wie z.B. Insekten. Andere eßbare Waren werden importiert, nicht wegen ihres ernährungsphysiologischen Wertes, sondern aufgrund des sozialen Ansehens, welches ihre Konsumenten meinen, genießen zu können, wie z.B. bei Austern oder Kaviar.

Vergleich Deutschland – Thailand

Deutschland	Thailand
Lage: 47°-55°N, 6°-15°O	Lage: 5°-21°N, 97°-105°O
Fläche: 356945 km²	Fläche: 513115 km²
Einwohner: 81 Mio	Einwohner: 58,8 Mio
Bevölkerungsdichte: 227 Einw./km²	Bevölkerungsdichte: 111 Einw./km²
Alphabetisierungsrate: 99 %	Alphabetisierungsrate: 94 %
Pro-Kopf-Einkommen:	Pro-Kopf-Einkommen:
18213 $ (1993)	1972 $ (1993)

Leben und Ernährung auf dem Lande

Thailand ist ein sogenanntes Schwellenland. Der Kontrast zwischen der Metropole Bangkok, mit Wolkenkratzern und Verkehrschaos, und dem saftigen Grün der ländlichen Reisfelder könnte intensiver nicht sein.

Im Isan, wie der Nordosten von Thailand von den Einheimischen bezeichnet wird, vermögen die verhältnismäßig nährstoffarmen Böden Wasser nur schlecht zu speichern, so daß sie für die Landwirtschaft von geringer Qualität sind.

Während der Regenzeit, wenn der Menam Mun im Westen und der Mekong im Norden und Osten die Wassermassen kaum fassen können, kommt es zu großen Überschwemmungen, gefolgt von einer nur wenige Monate später einsetzenden Trockenheit und Dürre. Zusätzlich scheint unter dem Koratgesteinsmassiv, dessen Ausdehnung Richtung Norden bis nach Laos reicht, ein riesiger Salzblock zu lagern, dessen Salz durch die Erschließung von artesischen Brunnen die Bodenqualität noch weiter verschlechtert.

Die Bewohner Isans haben eine wechselvolle Geschichte erlebt. Seit dem 9. Jahrhundert stritten sich die Khmer, Burmesen, Laoten und Thais um die Beherrschung der Region. Druck von seiten der französischen Kolonialmacht zwang Thailand zwischen 1897 und 1907 zur Ratifizierung mehrerer Verträge, welche die Grenzen und Machtbereiche festlegten: Alle Gebiete östlich des Mekong wurden dem zu Französisch-Indochina gehörenden Laos zugesprochen, alle Gebiete westlich davon sollten bei Thailand verbleiben. Diese Grenzziehung gilt noch heute, was nicht über die Tatsache hinwegtäuschen darf, daß die Menschen im Isan von der Herkunft wie auch kulturell eher

Der Regenwald - Ein Wasserspeicher

Die Abholzung des Regenwaldes, des Wasserspeichers schlechthin, läßt die Situation noch schwieriger erscheinen. Mit der Ausweitung der landwirtschaftlichen Anbaufläche zwischen 1960 und 1985 von etwa 8 Mio Hektar auf über 20 Mio Hektar nahm gleichzeitig die Waldfläche Thailands von nahezu 30 Mio Hektar auf knapp 15 Mio Hektar ab. Während Thailand 1950 noch zu 66 % mit Wald bedeckt war, waren es 1989 nur noch 17 %. Die Wiederaufforstung geschieht häufig nur auf dem Papier. Mehrere Staudämme wurden seit den 60er Jahren errichtet, was zu einem weiteren Rückgang der Waldflächen führte.

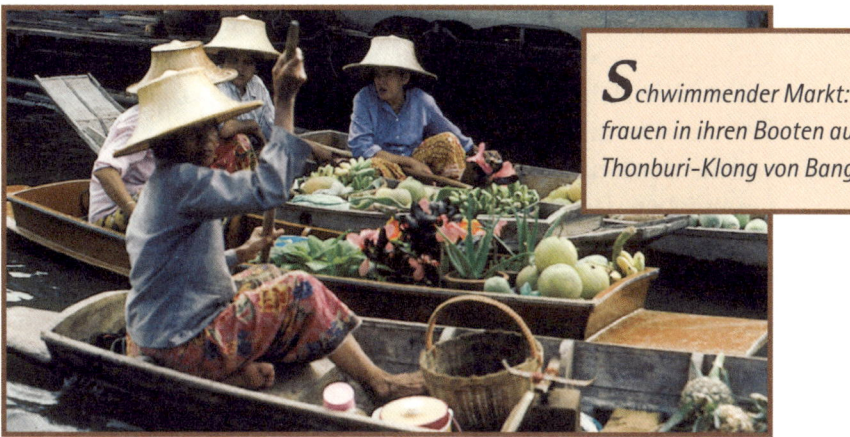

*S*chwimmender Markt: Markt-
frauen in ihren Booten auf dem
Thonburi-Klong von Bangkok

Laoten denn Thais sind. Der regionale Dialekt ähnelt mehr der laotischen als der thailändischen Sprache. Die Küche des Nordostens ist von beiden Ländern beeinflußt.

Im Folgenden sollen einige Nahrungsmittel und Zubereitungsarten exemplarisch herausgegriffen werden. Nahrungsmittel mit unterschiedlichen ernährungsphysiologischen und kulturellen Werten: Reis, Schlangen, Echsen, Fisch und ihre Zubereitungsarten.

Reis – Das kulturelle „Superfood"

Ernährungsphysiologisch kann der Reis als die Kohlenhydratquelle dem Fisch als dem Eiweißlieferanten gegenübergestellt werden. Im Chinesischen und in anderen asiatischen Sprachen fällt auf, daß Bezeichnungen für Landwirtschaft und Reis oder Nahrungsmittel und Reis synonym verwendet werden. Manche Wissenschaftler sehen dies als ein Indiz dafür, daß Reis in diesem Teil der Welt zuerst kultiviert wurde.

Die Ethnomedizin interessiert sich immer auch für den symbolischen Charakter eines Brauches, sei es nun die Angewohnheit, Fisch zu essen, das Brot zu brechen und so weiter. Demzufolge ist Reis mehr als ein bloßes Nahrungsmittel, oder – um den Terminus Technicus der 60er Jahre in der damaligen DDR zu zitieren – mehr als eine bloße Sättigungsbeilage. Reis stellt für die

65

Thailänder ein sogenanntes kulturelles „Superfood" dar. Mit kulturellem „Superfood" wird das Hauptnahrungsmittel bezeichnet, welches in einer jeweiligen Gesellschaft den größten Teil am Energiebedarf zu decken vermag. Doch ist die Rolle, welche der Reis in Thailand spielt, hiermit nur unvollständig beschrieben. Die über den eigentlichen Nähr- und Wirtschaftswert hinausgehende Bedeutung von Reis wird auch am Ritus der Pflug-Zeremonie deutlich, bei welchem der König oder ein Minister, nach Weissagung eines brahmanischen Hofpriesters, symbolisch die Reisaussaat für das gesamte Land einleitet. Reisstroh bildet das Ausgangsmaterial für Flechtwerke aller Art. Reis ist Leben, Reis begleitet das Leben ebenso zyklisch wie der Monsun und die Trockenzeit. Der Jahresablauf ist engstens mit dem Wachstum des Reises verbunden. Die jungen Männer gehen in der Regenzeit in die Klöster, um in der Pflanzperiode wieder zu Hause zu sein. Reisanbau ist eine soziale Tätigkeit. Die Reispflanzen werden durch die Dorfgemeinschaft gesetzt und geerntet.

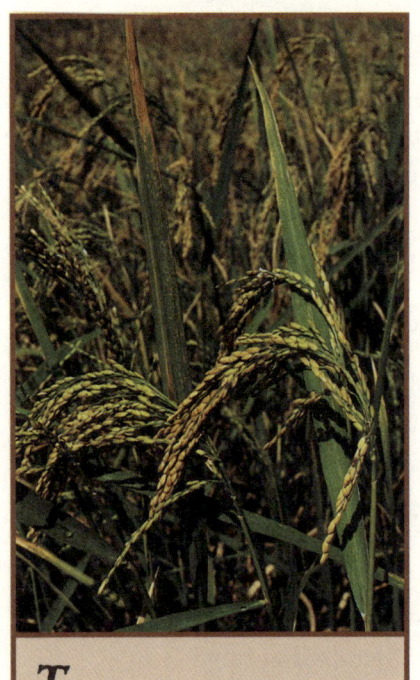

Thailands Hauptnahrungsmittel, das „Superfood" Reis (Oryza sativa)

Reis ist ein integraler Bestandteil von jeder vollständigen Mahlzeit, ob Frühstück, Mittagessen, Abendessen. Er ist Bestandteil der Schale Reis für die Armen oder für die buddhistischen Mönche, die allmorgendlich vor den Häusern ihr tägliches Quantum in Empfang nehmen – zum Segen der Spender. Sehr strenge Theravada-Orden, erlauben ihren Anhängern sogar nur die Annahme von Reisopfern. Liberalere Gruppierungen lassen auch Gemüsespenden zu. Ebenso darf Reis bei keinem Festmahl fehlen. Der Reis ist allgegenwärtig. Er bildet schlichtweg die Grundlage jedes Mahls, sei es einfach oder raffiniert. So wird z.B. die königliche Speisefolge mit ihren mannigfaltigen Zutaten um ihn herum komponiert.

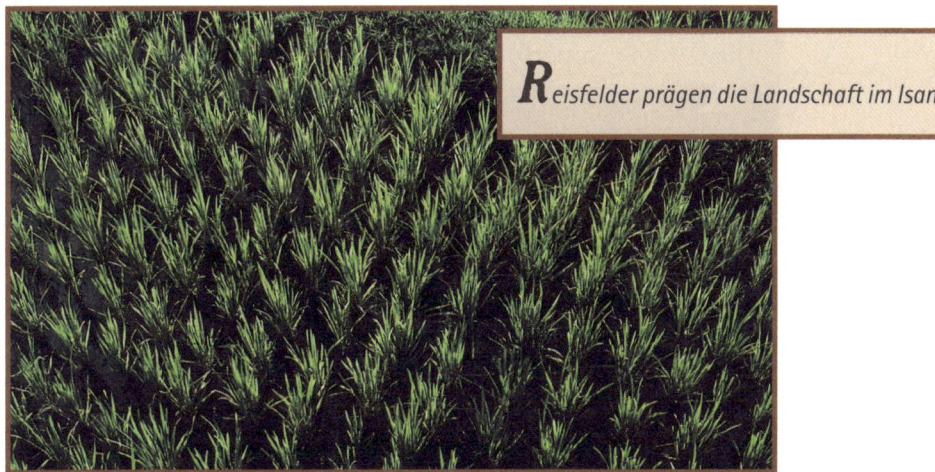

Reisfelder prägen die Landschaft im Isan.

Im Isan dominiert der arbeitsintensive Reisanbau. Eine Reis-
ernte pro Jahr läßt dem Bauern im Gegensatz zu den arbeitsin-
tensiveren zwei Ernten noch etwas Zeit. Dieses Mehr an Zeit
bezahlt er jedoch mit einem weit unter dem thailändischen
Durchschnitt liegenden Einkommen. Wer kein eigenes Land besitzt, muß Felder pachten. Während der Ackerbau-Saison von
Juni - Dezember geht der Reisvorrat häufig zur Neige, und die
neue Ernte läßt noch auf sich warten. In dieser Zeit sind viele
Bauern gezwungen, Reis für den Eigenbedarf bei Händlern zu
borgen. Wucherzinsen zwingt gegebenenfalls zum Landver-
kauf, dies ist oft der letzte Anstoß zur Landflucht. Reis verbindet nicht nur, Reis schafft Reiche und Abhängige.

Fisch, frisch aus dem Reisfeld

Früh am Morgen ziehen die Familien auf die (oftmals weit vom
Dorf gelegenen) Reisfelder und kehren meist erst in den Nach-
mittagsstunden ins Dorf zurück. Zur Verpflegung nehmen sie
gegartes Gemüse und die obligate Portion gekochten Reises
mit. Die Mahlzeit kann während der Periode, in welcher die
jungen Schößlinge in gefluteter Erde wachsen, durch dort ge-
deihende kleine Fische ergänzt werden. Der Fisch wird roh,
kleingehackt, mit Ameisen, Zwiebeln und Zitronensaft gewürzt

67

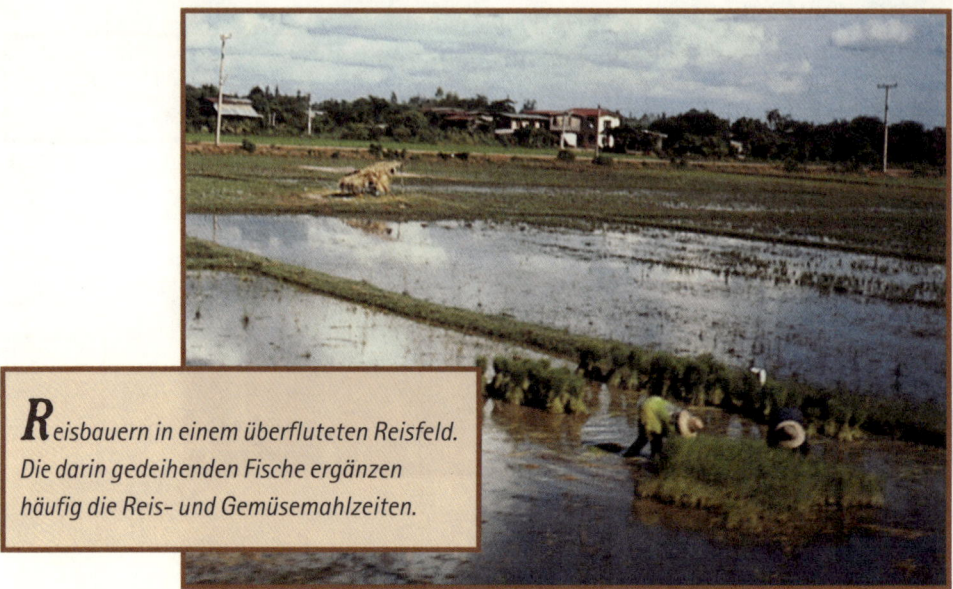

*R*eisbauern in einem überfluteten Reisfeld.
*Die darin gedeihenden Fische ergänzen
häufig die Reis- und Gemüsemahlzeiten.*

verspeist. Der Verzehr rohen Fisches ist jedoch nicht nur eine
Frage der Notwendigkeit in einer an Brennholz armen Region:
Roher Fisch wird gerne als Snack in geselliger Runde verzehrt
und, wenn dieser Fisch noch in Salzlake eingelegt ist, gilt er sogar als Delikatesse. Diese Fermentation ist eine beliebte Kon-
servierungsart, die in vielen Kulturen anzutreffen ist. Fermentierter Fisch eignet sich als Beilage zum geschmacksarmen, ge-
schälten Reis. Auch Schweinefleisch und Büffelfleisch wird auf
diese Weise konserviert. Unter ernährungsphysiologischen
Aspekten wird hierdurch der Verdauungsprozeß erleichtert.

Fisch spielt als der wichtigste Proteinlieferant in der Ernährung der Bewohner Isans eine herausragende Rolle. Die gesundheitlichen Probleme, die im Zusammenhang mit dem Verzehr von rohem Fisch beobachtet werden, sind auf mangelnde
Hygiene zurückzuführen und nicht auf den Fisch. Auf ihn darf
nicht verzichtet werden, sollen nicht Mangelernährung und
Immunschwäche die Folge sein. Eine über den Ernährungswert
hinausgehende Bedeutung wird ihm aber im allgemeinen nicht
zugesprochen.

Schlangen und Echsen – Eine erregende Mahlzeit

Lebensmittel dienen nicht nur der Aufrechterhaltung von physischer und mentaler Leistungsfähigkeit, sondern es gab schon immer Speisen, die bestimmten Zwecken dienten, nur einer speziellen Bevölkerungsgruppe zugänglich oder mit einem Tabu belegt waren. Deshalb sind diese Nahrungs- und/oder Genuß-, bzw. Heilmittel teuer oder selten. Oft erwähnt man sie Fremden gegenüber nicht.

Gelegentlich findet man auf Märkten im Isan Schlangen und Echsen. Diese sogenannten „Drachen" gelten als ausgezeichnetes Aphrodisiakum und werden, gerne als „Tonikum" umschrieben, zur Steigerung der allgemeinen Lebensenergie genutzt. So frönen in Thailand Geschäftsleute wie Bauern dem Genuß roher Waranleber. In geselliger, ausschließlich männlicher Runde, wird die Leber verspeist. Meist trinkt man(n) Reiswein dazu und erzählt sich anregende Geschichten.

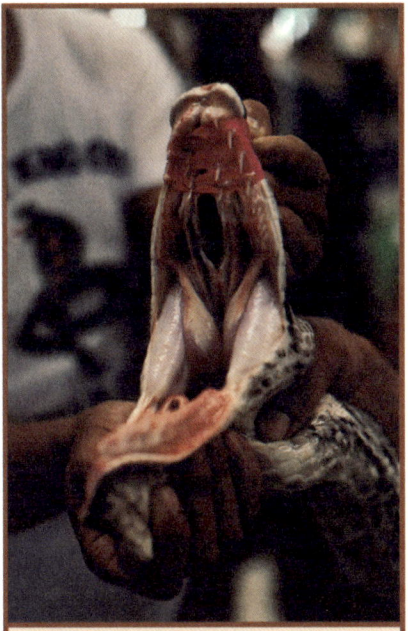

Wahrscheinlich stammt der Verzehr von Waranleber ursprünglich aus China. Allerdings hält man dort eher Echsenschwänze für potenzsteigernd.

Manchmal läßt sich keine Grenze ziehen zwischen Nahrungsmitteln, die „einfach gegessen werden, weil man sie schon immer aß", die satt machen oder lediglich gut schmecken, und Lebensmitteln im weiteren Sinne, denen man bestimmte medizinische Wirkungen zuspricht, wobei der Begriff „medizinisch" in diesem Zusammenhang jegliche reale und imaginäre Einflußnahme auf Körper, Geist und Psyche umfaßt. Die Waranleber ist ein Beispiel aus Südostasien, doch gibt es weltweit Naturalien, die „Medizin"-Drogen und Kalorien- bzw. Eiweißlieferanten gleichzeitig sind.

*S*chlangenfleisch gehört in Thailand zu den besonderen Delikatessen. Ihm wird eine aphrodisierende Wirkung zugeschrieben.

So ist im mitteleuropäischen Raum die Knollensellerie als Gemüse und in entsprechender Konzentration als Potenzmittel bekannt. Wurde Knoblauch in der mediteranen Küche seit vielen Jahrhunderten als Würzmittel geschätzt, nehmen heute viele Menschen Knoblauch-Extrakte als lebensverlängernde Medizin zu sich. Die Reihe ließe sich beliebig fortführen, und nicht immer kann die Bedeutung dieser Speisen/Medikamente mit rein naturwissenschaftlichen Erklärungsmodellen erfaßt werden. Zwar enthalten die oben erwähnten Tonika gelegentlich blutdrucksteigernde Inhaltstoffe, doch soll uns dies nicht über die Tatsache hinwegtäuschen, daß der Nachweis einer bestimmten Wirksubstanz noch nicht ausreichend erklärt, warum gerade dieses Lebens- bzw. Arzneimittel konsumiert wird und ein anderes mit ähnlichen Wirkstoffen nicht. Manchmal ist es die bloß postulierte Eigenschaft eines Tieres, welches seinen Verzehr rechtfertigt, ein Analogicschluß: Die potenten Ginseng-Wurzeln kräftigen sowohl den Körper als auch die Potenz des Patienten. Gerade die chinesische Küche und traditionelle Pharmakopöe ist hierfür bekannt. Jedes Jahr büßen zahlreiche Tiger und Bären ihr Leben ein, weil man ihren Knochen oder Gallenblasen die Eigenschaft zuspricht, entsprechende Beschwerden, wie Rheuma und Gallenleiden, zu heilen.

Sicher werden wir in Zukunft durch die intensivierte Forschung mehr über Inhaltstoffe und deren Wirkung erfahren. Wenden wir uns hier den Thai zu und ihrem Verständnis von Nahrung und Zubereitungsmethoden.

Was ist exotisch, was ist vertraut?

Tigerknochen und „Drachen" sind auch heute noch von der Aura des Geheimnisvollen umgeben. Auch der Verzehr von rohem Fisch galt bis vor wenigen Jahren in Mitteleuropa als sehr extravagant, auch wenn man inzwischen „graved lachs" und japanisches Sashimi inzwischen als Delikatesse betrachtet. Deshalb taucht in den gängigen, für den westlichen Gaumen geschriebenen Büchern über die Thai-Küche nicht gegarter Fisch nur als *náam pla*, als Würzsauce, ähnlich unserer Maggisoße, auf und von roher Leguanleber lesen wir gar nichts. Überhaupt – der Verzehr von roher Nahrung ist erst in jüngster Vergangenheit bei uns wieder in Mode gekommen, was zum Teil mit der von Werner Kollath geprägten Regel zusammenhängt, die Nahrung müsse so natürlich wie möglich belassen werden. Auf rohe Produkte geht die Bibel der Köche, das sich an der klassischen französischen Küche orientierende Lexikon der Küche von Richard Hering, nur im Zusammenhang mit Krankenkost (Gewichtsreduktion) ein, oder Rohes ist lediglich Ausgangsstoff für die küchentechnische Aufarbeitung. Das, was in Deutschland als **die** thailändische Küche verkauft wird, repräsentiert also nur einen kleinen Teil dessen, was in Thailand wirklich auf den Tisch kommt. (Auch in Italien soll es mehr als Pizza und Spaghetti Bolognese geben...)

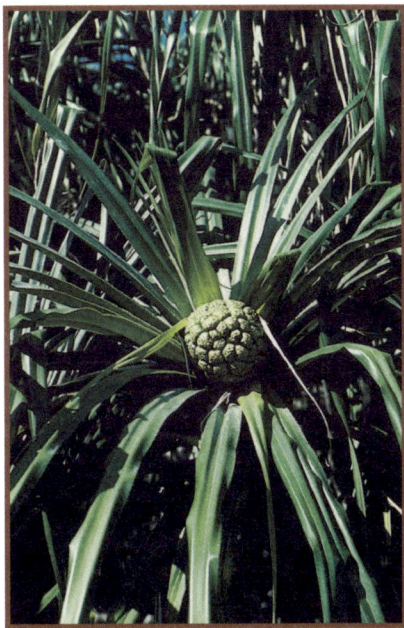

Pandanus-Blätter sind ein charakteristisches Gewürz der thailändischen Küche.

Die westliche Literatur setzte die Zubereitungsformen von Nahrungsmitteln bis in die 70er Jahre häufig mit Garmethoden gleich. So gibt es u. a. die Unterscheidung: Erhitzen in Fett mit Farbgebung (Braten, Schmoren) und Erhitzen in Fett ohne Farbgebung (Dünsten). Erhitzen ohne Fett mit Farbgebung ist z. B. das Grillen, usw. Nicht jede Gar- oder besser Zubereitungsmethode eignet sich für jedes Nahrungsmittel, und nicht jede mögliche Zubereitungsart wird überall angewandt. Die Selektion von bestimmten Zubereitungsformen ist umwelt- und soziokulturell bedingt. Heute nun gilt das Belassen von Nahrungsmitteln in ihrem Rohzustand als gleichberechtigte „Zubereitungsmethode" neben anderen – vor wenigen Jahren noch undenkbar.

In einem westlichen Reiseführer über Thailand sind Garmethoden, welche für Touristen ekelerregend oder von untergeordneter Bedeutung zu sein scheinen, nicht (wie fermentierter Fisch) oder nur nebenbei erwähnt, z.B. die zu fast jedem Gericht als Speise-Würze gereichte Fischsoße *náam pla*, die aus fermentiertem Fisch hergestellt wird.

Vergleicht man diese Zubereitungsformen mit denen, die die indigene Bevölkerung Isans kennt, so wird deutlich, daß die westliche Klassifikation nur eine von verschiedenen Möglichkeiten darstellt, Vorgänge in einem System zu ordnen. Die Art und Weise, wie klassifiziert wird, gibt Aufschluß über die Bedeutung dessen, was klassifiziert wird. Je mehr Ausdrücke existieren, umso wichtiger ist die entsprechende Nahrung oder Zubereitungsform. So kennen wir mehr als zwanzig verschiedene Apfelsorten, und viele Menschen können mindestens fünf Sorten benennen; in Thailand kennt man nur den Apfel. Andererseits fehlt uns für bestimmte im Isan unterschiedene Zubereitungsarten die entsprechende Bezeichnung.

Westliche Zubereitungskategorien thailändischer Küche

In dem meist verkauften Thailand-Reiseführer Thailand – a travel survival kit von Joe Cummings, werden folgende Zubereitungs- und Garformen für Fisch (Fisch = thail.: pla) aufgelistet:

Die Zubereitungsformen:
knusprig-gebratener Fisch (pla thâwt),
gedämpfter Fisch (pla nêung),
gegrillter Fisch (pla phâo),
Fisch süß-sauer (pla prîaw waan),
gekochter Fisch (pla jian),
Fisch-Curry (khanom jiin náam yaa),
gebratene Fisch-Küchlein
*   (thâwt man pla),*
scharf-saurer Fisch (kaeng sôm),
Fischklößchensuppe
*   (kaeng jèut lûuk chín).*

Die Garverfahren:
gebraten (thâwt),
gekocht (tôm)
als Suppe (klar = ungebunden) oder
als Curry (gebunden),
gegrillt (yâang),
gedämpft (nêung)
sowie die Geschmacksrichtungen süß-sauer und scharf-sauer.

Zurück zum Geschmack der Natur

Nahrungsmittel sind also häufig mehr als nur Kalorien-, Vitamin- oder Spurenelementlieferanten. Hören hier aber schon die Gemeinsamkeiten zwischen den Ernährungsgewohnheiten der Völker auf? Wenn uns die Menschen im

Isan eines voraushaben, so ist es die Tatsache, daß sie mit ihrer Umwelt verwurzelt sind. Natürlich findet sich in jedem Dorf ein Gemischtwarenladen, der Marlboro und Coca Cola führt, und längst stellen die amerikanischen Fernsehsender CNN und MTV den Kontakt zur großen Welt her, doch blieb bisher die Ernährung hiervon kaum beeinflußt. Gegessen wurde und wird das, was das Land hergibt. Über 80 % der Nahrungsmittel stammen aus der Region. Der Bezug zu dem, was mit den eigenen Händen produziert und geerntet werden kann, ist noch nicht verloren gegangen. In der Dürrezeit werden die Vorräte verspeist. Eine reiche Ernte hingegen läßt das Erntedankfest zu einem bedeutungsvollen Ritual werden. Die Jahreszeiten bestimmen den Speiseplan.

Vielleicht können wir im Westen wieder eines lernen: Nahrung muß wieder authentisch werden. Authentisch heißt: Eine Tomate soll nach Tomate schmecken und riechen und nicht nur rot aussehen, Ackersalat kann auch mal sandig sein und an Weihnachten verzichten

Som Tam Isan (Papaya-Salat)

* *1 fein gehackte Schalotte*
* *1 Knoblauchzehe*
* *Saft einer frisch gepreßten Zitrone*
* *ein Spritzer fermentierte Fischsoße (náampla)*
* *1 mittelgroße Papaya (fest)*
* *100 g rohe, grüne Bohnen, in 2 cm große Stücke geschnitten*
* *3 grüne Chillis*
* *3 Tomaten, in Würfel geschnitten*
* *Salz*

Knoblauchzehe mit Zwiebeln und Chillis unter Zugabe der Fischsoße und der Hälfte des Zitronensaftes grob im Mixer oder Mörser zerkleinern. Die geschälte Papaya raspeln. Mit den Bohnen und Tomaten zu den restlichen Zutaten geben, mit Salz und Zitronensaft abschmecken. SCHARF!

Dazu schmeckt am besten der thailändische Klebreis, der, wie die Fischsoße auch, in Spezialitätenläden erhältlich ist.

wir eben auf Erdbeeren. Wir feiern im Mai ja auch nicht Weihnachten. Wir sollten wieder lernen, mehr Sinne beim Essen einzusetzen als nur unseren Geschmackssinn.

Dieses Mehr an Natur ist keine schwärmerische Mode. Schon heute finden sich in Bangkok, einer stark westlich ausgerichteten Großstadt, bedeutend mehr Menschen, die unter allergischem Asthma und Neurodermitis leiden, als noch vor Jahren. Auf dem Lande aber, z.B. im Isan, sind Nahrungsmittelallergien mehr oder weniger unbekannt. Zahlreiche Wissenschaftler führen die Zunahme der Allergien zu einem nicht geringen Maße auf unsere immer unnatürlicher werdende Nahrung zurück. Die Vielfalt der Lebensmittelzusatzstoffe – seien es Konservierungsmittel, Geschmacksverstärker, Farbstoffe – ist nur noch schwer überschaubar, geschweige denn deren Wirkung auf den menschlichen Organismus.

Was wird gegessen, was ist tabu?

Die Beschäftigung mit den Küchen verschiedener Ethnien führt unweigerlich zur der grundsätzlichen Frage: Warum ißt nun der Mensch das, was er ißt? Die Anthropologen haben in der Vergangenheit diesbezüglich zwei Theorien entwickelt – die idealististisch-strukturalistische und die materialistische. Die Strukturalistische geht auf den französischen Ethnologen Claude Lévi-Strauss zurück. Ihm zufolge ist nicht so sehr die Funktion sondern die Struktur einer Eßgewohnheit ausschlaggebend;

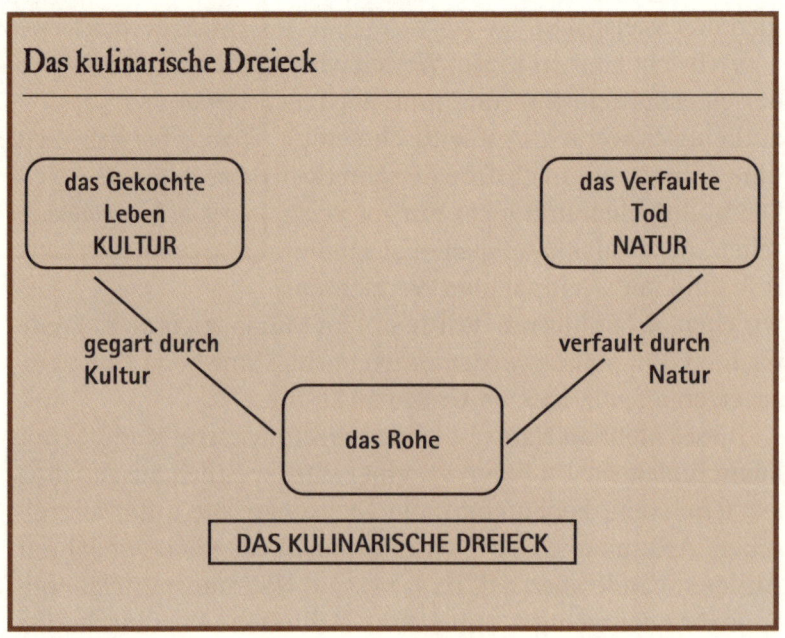

Das kulinarische Dreieck

das Gekochte
Leben
KULTUR

das Verfaulte
Tod
NATUR

gegart durch
Kultur

verfault durch
Natur

das Rohe

DAS KULINARISCHE DREIECK

also nicht das, was der Mensch tut, wie z.B. Kochen, Braten, ist wichtig, sondern der symbolische Gehalt dieser Handlung. Lévi-Strauss denkt hierbei gerne in binären Gegensatzpaaren. So beschreibt er beispielsweise das „Gekochte" als Symbol für Leben, für Kultur und vergleicht dies mit dem „Verfaulten", welches den Tod, die Natur repräsentiert. Dazwischen liegt das „Rohe", welches entweder verfaulen kann oder „durch die Kultur" gegart wird. Dieses kulinarische Dreieck impliziert, daß roh, gekocht und verdorben eng mit dem Übergang von Natur zu Kultur verknüpft ist. Insgesamt konnte sich diese strukturalistische Schule allerdings nicht durchsetzen.

Ihre Kontrahenten, vertreten vor allem durch den amerikanischen Anthropologen Marvin Harris, sind der Auffassung, daß die Hauptunterschiede in den Küchen der Welt „auf ökologisch bedingte Zwänge und Chancen zurückzuführen sind, die von Region zu Region variieren". Die Ernährungsgewohnheiten zahlreicher Völker, ihre Vorlieben und Tabus sind demnach lediglich als Folge rationaler Entscheidungsprozesse zu verstehen. Doch auch diese kulturmaterialistische Theorie erklärt nicht den Verzehr von Leguanleber oder das Zigarettenrauchen. Es fehlt die historische, kulturelle und irrationale Dimension. Das Beispiel „Ernährung" zeigt, daß man das ökologische und ökonomische Umfeld einer Kultur betrachten sollte und daß man Eß"kultur" nicht auf den rein pragmatisch-utilitaristischen Aspekt reduzieren sollte. Nicht alles, was nützlich ist, wird verspeist. Die Ethnologin Margaret Mead betont den Einfluß der Kultur, wenn sie Eßgewohnheiten definiert als: „die Art und Weise in welcher Individuen oder Gruppen als Reaktion auf sozialen und kulturellen Druck verfügbare Nahrungsmittel selektieren, konsumieren und benützen".

Das Beispiel „Fisch" zeigt, wie sich äußere Bedingungen (Entfernung Reisfeld-Dorf) auf die Zubereitungsformen auswirken, und das Beispiel „Leguanleber"offenbart, daß nicht so sehr die äußeren, sondern eher die inneren Bedingungen (Glauben, Mythen) für den Verzehr des Tieres ausschlaggebend sind. Reis schließlich verbindet den Nützlichkeitsaspekt – sozusagen das Profane – mit dem Heiligen und schlägt hiermit die Brücke zwischen Fisch und Echse.

Der britischen Sozialanthropologie ist es zu verdanken, daß das „Essen" vor allem in seiner Funktion für soziale Beziehungen untersucht wurde. Der oben angesprochenen theoretischen Position von Lévi-Strauss fehlt ebenso wie der von Harris das historische Moment. Auch bei den Bewohnern vom Isan, welche wahrscheinlich vor rund 1000 Jahren aus Südchina über Laos in das heutige Siedlungsgebiet eingewandert sind, sollte man die Kultur unter Berücksichtigung ihrer historischen Entwicklung interpretieren.

Alltägliche und rituelle Speisen

Sind Eßgewohnheiten somit in erster Linie kulturell oder vielleicht doch biologisch bedingt? Wer von der medizinisch-naturwissenschaftlichen Richtung geprägt ist und einen genetischen Determinismus vertritt, wird weder den Bereich Nahrungstabu noch die Existenz von rituellen bzw. sakralen Speisen schlüssig erklären können. Die religiös-magische Dimensi-

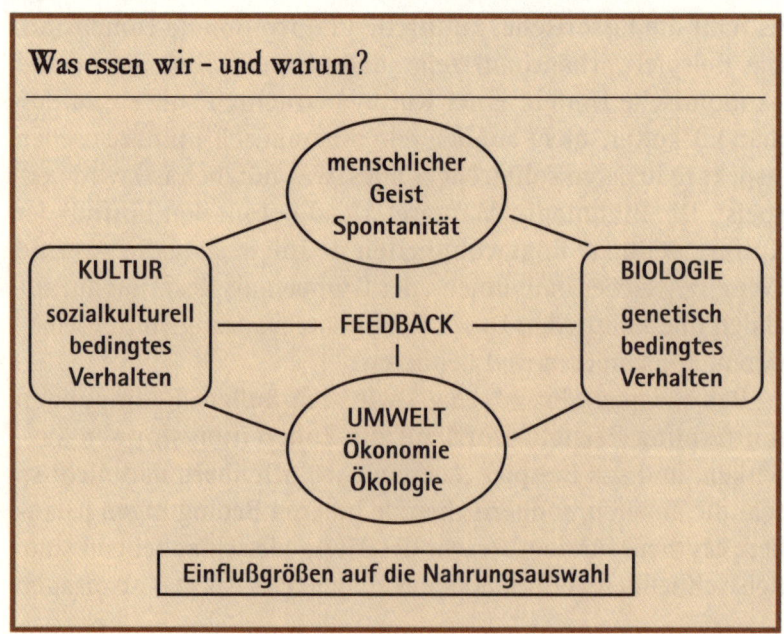

Was essen wir – und warum?

menschlicher Geist Spontanität

KULTUR
sozialkulturell bedingtes Verhalten

FEEDBACK

BIOLOGIE
genetisch bedingtes Verhalten

UMWELT
Ökonomie
Ökologie

Einflußgrößen auf die Nahrungsauswahl

on bleibt gänzlich unbeachtet. Der typische Geisteswissenschaftler, welcher Eßgewohnheiten auf rein kulturelle Faktoren gründet, hat die Entwicklung in der biologischen Anthropologie, vor allem in der Molekulargenetik der letzten Jahre, nicht zur Kenntnis genommen, und macht es sich wie sein medizinischer Kollege zu einfach.

Vielleicht sollte man eher von einem Feedback zwischen kulturell bedingtem Verhalten und biologisch-genetisch bedingtem Verhalten ausgehen, wobei sich beide Sichtweisen bereichern und ergänzen. Dieser permanente Wandlungsprozeß wurde von dem biologischen Anthropologen Salomon Katz als „biokulturelle Evolution" bezeichnet.

Die Katz'sche „Schlüssel-Schloß-Hypothese"

Katz stellt für das Ineinandergreifen von Kultur und Biologie die sogenannte „Schlüssel-Schloß-Hypothese" auf:
Maniok, eine stärkehaltige Wurzel, enthält Blausäure. Um sie gefahrlos verspeisen zu können, muß sie gekocht werden. Die Natur bietet somit ein Nahrungsmittel an, das durch die Kultur, durch Wissen und Erfahrung in einen eßbaren Zustand überführt wird. Die Kultur bietet den „Schlüssel" um das „Schloß", also das Nahrungsmittel, zu erschließen.

Ländliche Regionen in Deutschland und Thailand

Es steht außer Frage, daß das über den Isan Gesagte auch bei uns gelten kann, betrachtet man nämlich die regionale und nicht die internationale Küche. Bezeichnenderweise hat sich vor allem in den Gegenden Deutschlands, welche in der Vergangenheit ökologisch und ökonomisch eher benachteiligt waren, ein Verhalten herausgebildet, welches auch die Bewohner Bangkoks den Menschen im Isan nachsagen: „Die essen einfach alles".

So wie im Isan Wasserkäfer und Seidenraupen verspeist werden, ißt man im Schwabenland die Gedärme samt Inhalt von Schnepfen, den sogenannten Schnepfendreck und nahezu alle Innereien von Schlachttieren, den Darm, die Kutteln eingeschlossen – früher ein Arme-Leute-Essen, heute in manchen Kreisen eine Spezialität.

Begreift man Ernährungsgewohnheiten in dem hier skizzierten weiten Rahmen, nämlich als ein Fließgleichgewicht zwischen einzelnen Variablen, als eine Interaktion ökologischer, ökonomischer, biologischer, kultureller und demographischer Faktoren im Bezug zur Zeit (d.h. zur historischen und zukünftigen Dimension), dann hat der Ausspruch des Politikers und Gourmets Jean Anthèlme Brillat-Savarin noch immer seine Berechtigung: „Sage mir, was du ißt, und ich sage dir, was du bist".

Bedingt durch den internationalen Verkehr erfuhr unser heimischer Speiseplan in den letzten Jahrzehnten eine noch nie

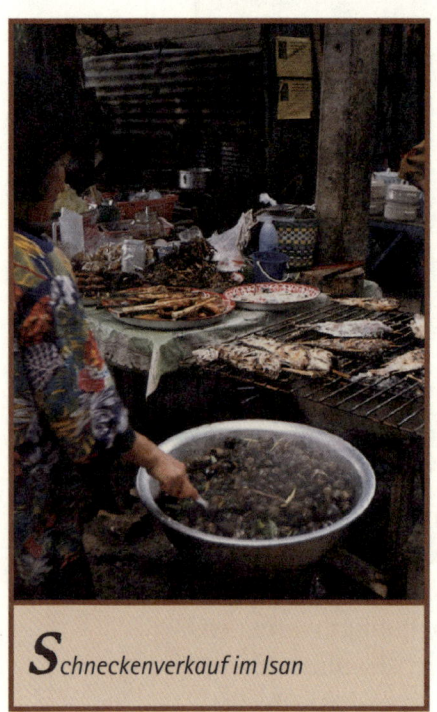

*S*chneckenverkauf im Isan

dagewesene Bereicherung. Bananen und Ananas gehören fast schon zur täglichen Mahlzeit, was uns manchmal unsere eigenen Obstsorten vergessen läßt. Doch bemerkt man in letzter Zeit einen Gesinnungswandel. Man ißt wieder Mangold, kauft beim Bäcker Dinkelbrot. Seminare an Volkshochschulen über einheimische Küchen- und Heilkräuter boomen. Was für die Menschen im Isan notwendig ist, kann auch unserer Gesundheit nützen: Der Konsum lokaler Produkte zur Reifezeit. Wir können es uns leisten, hohe Qualitätsansprüche zu stellen. Diese Freiheit sollten wir uns nehmen – lieber keine als Treibhausgurken. Und: Die Currygewürzmischung in der Suppe muß den Liebstöckel und die Zitronenmelisse auf der Fensterbank nicht ausschließen. Guten Appetit!

Gebratene Schnepfen: Bécasse à la rôtie

Zutaten:
- *Schnepfen*
- *etwas Speck*
- *Croutons*
- *Cognac*
- *Brunnenkresse*
- *Zitronenstücke*
- *Wildfond (Fleischsaft)*

Zubereitung:
*Schnepfen ausnehmen und bardieren (mit Speck umwickeln).
Anschließend rosa anbraten. Croutons (in Butter angebratene Weiß-
brotwürfel) mit der gehackten Leber und den in Cognac sautierten
Eingeweiden (ohne Magen) bestreichen und anrichten.*

*Mit Brunnenkresse und Zitronenstücken garnieren und den mit Cognac
und etwas Wildfond eingekochten Bratensatz dazugeben.*

Der Ernährungsalltag der Fulbe im Senegal

von Erika Diallo-Ginstl und Mamadou Diallo

Essen zählt zu den Grundbedürfnissen der Menschen. Wir alle müssen essen – abhängig von Kultur, Religion, geographischer Lage und davon, ob wir arm oder reich sind. Das Kochen reflektiert dabei vieles: Klimatische Bedingungen (Regen, Trockenheit, Kälte, Hitze), Wechsel der Jahreszeiten, Lebensbedingungen im allgemeinen, Alter, Jugend. Auch die Elemente Feuer, Wasser, Luft, Erde spielen beim Kochen eine große Rolle.

Der Alltag bestimmt das Eßverhalten

Der Lebens- und somit auch der Ernährungsalltag der Fulbe im Senegal steht für ein Beispiel einer Kultur, die uns Menschen der industrialisierten Länder fremd ist. Wie in vielen Lebensbereichen existiert bei genauerer Beobachtung einer Situation nicht nur „Positives" oder „Negatives". In diesem Beitrag wird beidem Platz eingeräumt, dem Positiven, welches natürlich, wenn machbar, zur Nachahmung einlädt, und negative Aspekte oder Auswirkungen von Gewohnheiten oder Lebensumständen sollen jedoch nicht unerwähnt bleiben. Wir haben uns von den Zeiten des Kolonialismus glücklicherweise weitgehend entfernt, was gleichbedeutend damit ist, daß wir von anderen Kulturen nicht nur nehmen, sondern sie verstehen wollen und ihnen im besten Fall sogar vielleicht auch etwas zurückgeben können.

Der hohe Stellenwert des Essens liegt darin begründet, daß es eines unserer Primärbedürfnisse, den Hunger, befriedigt, an-

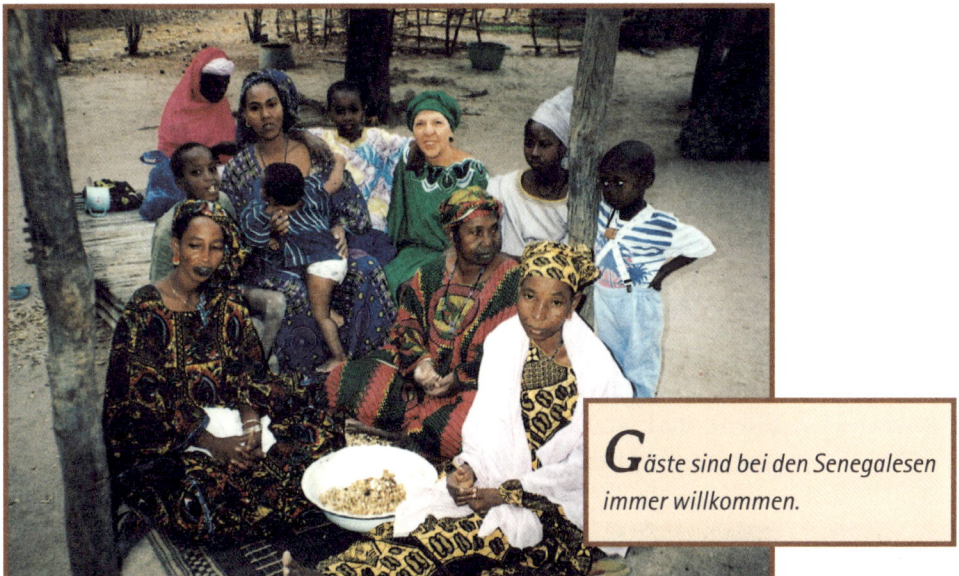

Gäste sind bei den Senegalesen immer willkommen.

dererseits stellt Essen einen sozialen Akt dar, der sich in Ernährungsverhalten und -gewohnheiten widerspiegelt. Mit dem
Zubereiten von Mahlzeiten zeigt man Respekt oder Zuneigung.
Weltweit war und ist Essen eng verknüpft mit Gastfreundschaft. Im Senegal wird dies bis in die Gegenwart noch weitaus
deutlicher zum Ausdruck gebracht als beispielsweise in Mitteleuropa. Essen demonstriert Freundschaft, Zugehörigkeit zu
einer Gruppe, Anerkennung und dergleichen mehr. Auch Stan-
desunterschiede und sogar Ausgrenzungen können mit Essen
signalisiert werden. Essen vermittelt außerdem viel über Alltag
und Traditionen einer Gesellschaft, wobei regionale Unterschiede nicht unbedingt abhängig von der realen Distanz zwei-
er Regionen sind.

In den Industrieländern besteht eine Diskrepanz zwischen
der Empfehlung von Experten und der praktischen Durchführ-
barkeit – wie Lebensmittel produziert, Nahrungsmittel eingekauft, Speisen zubereitet und genossen werden. Wie so oft klaf-
fen Theorie und Praxis auseinander. In Gesellschaften mit traditioneller Lebensweise wird die Art und Weise, wie der Einzel-

ne sich ernährt, welche Nahrungsmittel er beim Einkauf bevorzugt und wie die Mahlzeiten letztlich zubereitet werden, meistens nicht hinterfragt. Trotzdem entspricht das Verhalten vielfach den Empfehlungen der Fachleute.

In dörflichen Regionen Senegals spielt sich das Leben häufig noch so ab, wie im Europa der letzten Jahrhundertwende: Elektrischer Strom ist noch nicht selbstverständlich, oft gibt es weder elektrisches Licht, noch Kühlschrank, elektrisches Bügeleisen oder andere elektrische Haushaltsgeräte. Die Frauen sind den ganzen Tag damit beschäftigt, für das Notwendigste zu sorgen. Neben dem Waschen ohne Waschmaschine nimmt vor allem die Essenszubereitung ungemein viel Zeit und Raum in Anspruch. Allerdings halten sich dafür die Umweltprobleme in Grenzen: Die Luft ist sauber, Autolärm kaum vorhanden, ebensowenig gibt es Hektik und Streß. Den Mahlzeiten wird ausreichend Aufmerksamkeit gewidmet.

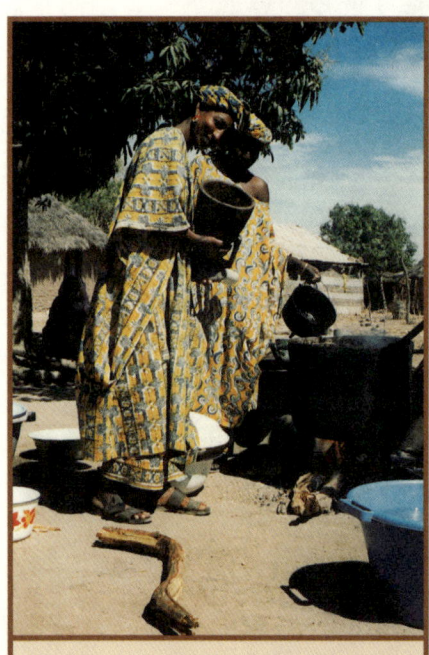

Zwei Senegalesinnen bei der aufwendigen Essenszubereitung auf offener Feuerstelle

Das Erlernen von Vorlieben, Geschmack und Gewohnheiten

Was gilt nun als besonders gut? Wir erfahren und lernen, was schmeckt und was nicht. „Geschmäcker sind verschieden" – also ist, was mundet, „Geschmackssache". Der Geschmack wird in der frühen Kindheit geprägt. Erinnerungen an die Kindheit werden oft mit Geschmäckern und Gerüchen verbunden. Und diese Geschmacksrichtungen, die an die Kindheit erinnern, werden mit positiven oder negativen Gefühlen, aber auch mit Situationen in Verbindung gebracht, die mit Nahrung an sich gar nicht mehr viel zu tun haben.

82

Bei den Fulbe im Senegal ist es unüblich, Kindern Süßigkeiten oder Naschereien zu geben. Daher „dient" Süßes auch nicht als „Erziehungsmaßnahme". Weder Kinder noch Erwachsene verlangen nach Süßem, denn Naschen zählt nicht zu ihren Gewohnheiten. Dies ist einer der Gründe, warum die senegalesischen Kinder nicht übergewichtig sind und außerdem kaum an Karies leiden. Wie wird der Geschmack von Gebratenem beurteilt? Ein gekochtes Hähnchen in Soße etwa gilt als Hausmannskost, ein gebratenes aber als Festtagsschmaus. Der hohe Prestigewert des Gebratenen im Vergleich zum Gekochten kann in vielen Kulturen beobachtet werden.

Die Ernährungsweise der Menschen ist von vielerlei Faktoren abhängig:

- *Welche Lebensmittel stehen zur Verfügung?*
- *Wie ist der soziale Status?*
- *Wie die finanzielle Situation?*
- *Welche Normen, Traditionen sowie dazugehörige Tabus existieren?*

Wie der Braten in der westlichen Welt im Mittelpunkt einer Sonntagstafel steht, so zählt auch im Senegal Braten zur Besonderheit; vor allem bei festlichen Anlässen. Hier wie dort aber gelten gekochte Speisen als besonders gut geeignet für Kranke und Kinder. Dies wird auch von Ernährungswissenschaftlern und Medizinern empfohlen, da Gekochtes leichter verdaulich und fettfreier ist als Gebratenes.

Für die Fulbe Senegals stellt sich kaum das Problem, zuviel an Fleisch oder Fett zu konsumieren. Fleisch ist im Vergleich zu Getreide oder Fisch viel zu teuer, um es täglich konsumieren zu können, und auch an den Tagen, an denen die Mahlzeit Fleisch enthält, bekommt eine Person etwa ein Fünftel der Menge, die in Europa üblich ist. Die Senegalesen ernähren sich somit – was die prozentual empfohlene Aufteilung der Nährstoffe (Eiweiß, Kohlenhydrate, Fette) anlangt, weitaus gesünder als die Bewohner der industrialisierten Länder.

Einige Ernährungsgewohnheiten sind einander weltweit ähnlich, andere unterscheiden sich vollkommen. Was für die eine Gruppe „das Gelbe vom Ei" ist, ist für die anderen unvorstellbar. So gehören fettes Fleisch und auch Fleischknochen in den Industriestaaten kaum zu den begehrten Leckereien. Im Senegal aber wird auch der Fettrand am Fleisch gerne gesehen. Und nicht nur im Senegal – auch in anderen Ländern, in denen die Möglichkeit fehlt, häufig an Fleisch zu gelangen. Beispielsweise gilt bei den Batak am Lake Toba in Sumatra ausschließlich gebratenes, fettes Schweinefleisch als Festtagsschmaus bei Hochzeitsmahlzeiten.

Was in einem mitteleuropäischen Haushalt auf den Tisch kommt, unterscheidet sich enorm von dem in Westafrika oder einer indianischen Familie in Südamerika. Doch schon der Speiseplan benachbarter Länder oder Regionen kann sehr verschieden sein.

*H*irse, eines der traditionellen Grundnahrungsmittel im Senegal

Von Hirse, Mais und folgenschweren Veränderungen

Nur jeweils zwei bis vier Grundnahrungsmittel bilden in ärmeren Ländern dieser Erde die Ernährungsbasis. Diese Grundnahrungsmittel sind meist billig, kohlenhydratreich (z. B. Cassava, Kochbananen, Yams, Reis, Hirse, Weizen, Mais) und fettarm. In ihrer Zubereitung sind diese Nahrungsmittel meist mit einem immensen Arbeitsaufwand verbunden.

In Afrika zählen besonders einige Hirsearten zu den traditionellen Grundnahrungsmitteln. Neben Hirse ist auch Mais als Grundnahrungsmittel bedeutend. Die Verbreitung von Mais – ursprünglich aus dem peruanischen Anden-Hochland – führte zu einer raschen Veränderung der Ernährungsgewohnheiten. Während der Zeit des Sklavenhandels galt Mais als Nahrung der Armen. Warum?

Das Positive am Mais ist, daß er sehr vielseitig verwendet und beinahe in allen Stadien seines Wachstums genossen werden kann: frisch, getrocknet, gemahlen, geröstet, als Brei, für Kuchen, sowie für Brot und Polenta.

Die Verwendung von Mais birgt aber auch gewisse Nachteile: Er ist proteinärmer als Hirse und enthält weniger Kalzium, Eisen, Phosphor und Magnesium. Wenn also hauptsächlich Mais gegessen wird, sind die Bäuche zwar gefüllt, doch können Mangelerscheinungen durch einseitige und daher nicht ausreichende Nährstoffzufuhr auftreten.

Solche Probleme können mitunter dann entstehen, wenn nur ein Teil aus einem Kulturganzen entnommen wird. Zwar wurde Mais nach Afrika importiert, nicht aber die indianische Mais-Weisheit, Mais nur gemeinsam mit Leguminosen (= Hülsenfrüchte) anzubauen. Eine Kombination von Hülsenfrüchten (beispielsweise Bohnen) und Mais wertet eine Mahlzeit nicht nur im Hinblick auf die Vitaminzufuhr, sondern auch auf die biologische Wertigkeit des Eiweißes auf.

Entfremdung von der eigenen Eßkultur resultiert im Hunger. Daran zeigt sich, welche Zusammenhänge zwischen Entfremdung von Ernährungstradition und den daraus resultierenden Mangel- und Hungererscheinungen bestehen. Werden Menschen von ihrer eigenen Kultur und Tradition entfremdet, leiden sie im Durchschnitt auch häufiger an Hunger.

Das Leben wird auch in Afrika schnellebiger und zunehmend werden jene Nahrungsmittel bevorzugt, die rasch zubereitet werden können. So wird die Hirse, deren Anbau viel Zeit und Pflege bedarf und deren Zubereitung ebenfalls zeitaufwendig ist, durch Nahrungsmittel ersetzt, die schneller genießbar gemacht werden können. Daß diese Nahrungsmittel dann aus ernährungsphysiologischer Sicht teil-

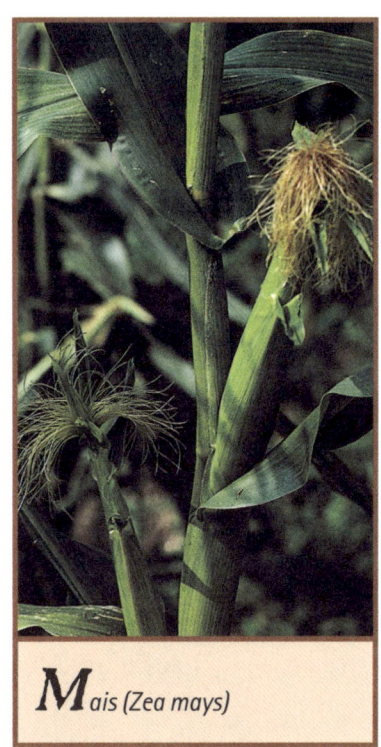

*M*ais (Zea mays)

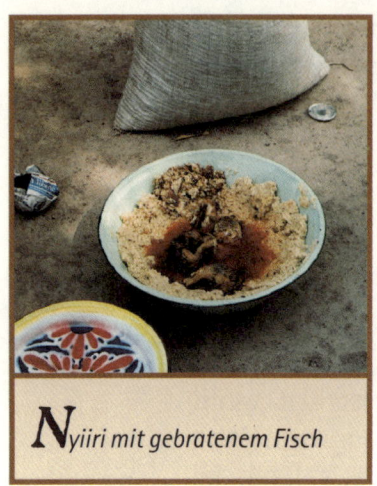

*N*yiiri mit gebratenem Fisch

weise von minderer Qualität sind, findet kaum Beachtung.

Traditionelle Getreidesorten haben im Senegal zunehmend an Bedeutung verloren, u.a. weil die Europäer Weißbrot einführten. Die Zubereitung des Weißbrotes funktioniert vergleichsweise einfach, die Zutaten sind erschwinglich und können wie auch das Brot im „Laden nebenan" gekauft werden.

Vielfältige Getreidespeisen

Die Herstellung von *Lacciri* ist sehr aufwendig. Vor allem im ländlichen Bereich wird das Getreide (hauptsächlich Hirse oder Mais) bis in die Gegenwart manuell gestampft. Dem Getreide wird anfangs etwas Wasser zugesetzt, wodurch beim Stampfen das Entfernen der Schalen erleichtert wird. Die Randschichten, Saano, werden vom Korn getrennt und als Tierfutter verwendet. Das verbleibende Korn wird gewaschen und anschließend getrocknet, bevor es weiter verarbeitet werden kann. Der Mahlvorgang erfolgt durch Stampfen. Um groberes oder feineres Mehl zu erhalten, werden zwei verschiedene Siebe verwendet. *Lacciri* wird hauptsächlich aus dem feineren Mehl hergestellt. Dieses Mehl wird dann mit Wasser durchmischt und über Dampf weiterverarbeitet. *Lacciri* wird dazu in einem Sieb über kochendes Wasser gehängt. Sind die Löcher des Siebes groß, wird Lacciri in ein Tuch geschlagen, um ein Durchrinnen zu verhindern. Der Vorgang wird bis zu dreimal durchgeführt. Beim letzten Mal wird *Laalo* dazugefügt. *Laalo* sind getrocknete und zerriebene Blätter, welche *Lacciri* „sanfter" machen sollen. In manchen Regionen wird geraten, *Lacciri* bei Husten nicht zu essen, da es den Rachen reizt. Der Konsistenz nach ist *Lacciri* gerösteten Bröseln (= Paniermehl) nicht unähnlich. *Lacciri* wird häufig am Morgen oder am Abend serviert und entweder mit gesüßter Milch oder *Haako* (das sind grüne, gekochte Blätter, die geschmacklich mit Spinat verleichbar sind) vermischt. *Haako* wird meistens mit geriebenen Erdnüssen, manchmal auch mit getrocknetem Fisch oder Fleisch pikant verfeinert. Vor allem, wenn *Lacciri* am Abend gegessen wird, mengt man *Liddi Jordi* (= getrockneter Fisch) oder zerkleinerte Gerte (= Erdnüsse) sowie *Kunjali* (= Soße aus Bohnen, Cassava oder Kürbis) dazu.

Die Konsistenz des mittleren Mehles entspricht in etwa Grieß oder Polenta. Aus diesem mittleren Mehl wird im Senegal *Nyiiri* hergestellt. Dafür wird das Mehl in kochendem Salzwasser gargekocht. Häufig werden in den Getreidebrei *Nyebbe* (= Bohnen), getrockneter Fisch oder geriebene Erdnüsse beigemengt. *Nyiiri* wird in einer großen Schüssel mit einer Soße, zubereitet aus Öl, Tomatenmark und Zwiebel, übergossen serviert. Manchmal gibt es dazu auch einen gebratenen Fisch oder Fleischstücke.

Eine weitere Zubereitungsart einer Getreidespeise ist *Kodde*. *Kodde* sind eine Art Kornfladen, welche dadurch entstehen, daß dem gemahlenen Getreide etwas mehr Wasser zugesetzt wird als bei der *Lacciri*-Zubereitung. Die Kornfladen – der Konsistenz nach etwa einem groben Vollkornbrot vergleichbar – läßt man einige Zeit auskühlen, dann werden die „Fladen" mit der Hand in kleine Stückchen zerbröckelt und mit ge

Kleines Speisenlexikon

BASALLE =	Zwiebel
GAWRI =	Getreide allgemein
GERTE =	Erdnüsse
GERTOGAL =	Huhn
GOSI =	Reissuppe, Maissuppe
HAAKO =	frische oder getrocknete Blätter
JAYEERE =	Kürbis
KODDE =	Kornfladen
KOSAM BIRADAM =	frische Milch
KOSAM KADAM =	Sauermilch
KUNJALI =	Soße aus Bohnen, Cassava, Kürbis
LACCIRI =	Getreidebrei mit Gemüse, Fleisch oder Fisch
LAALO =	getrocknete und zerriebene Blätter
LAMDAM =	Salz
LIDDI JORDI =	getrockneter Fisch
MAAFE =	Soße
MAARO e LIDDI =	Reis und Fisch
MBURU =	Brot
NDIYAM =	Wasser
NEBAM =	Öl
NYEBBE =	Bohnen
NYIIRI =	Getreidegericht mit Fisch, Fleisch oder Erdnüssen
SUUKARA =	Zucker
TEEW =	Fleisch

süßter Milch vermischt. Auf diese Weise entsteht *Kodde e Kosam*. Aber nicht nur verarbeitete Hirse wird sehr vielfältig zubereitet und gegessen. Auch Reis kommt nicht nur in der üblichen gekochten Form in die Schüssel. Beispielsweise wird aus Reis Gosi, eine Reissuppe, zubereitet. Auch Mais kann für *Gosi* verwendet werden. Das jeweils verwendete Getreide wird dafür in viel Wasser lange Zeit gekocht, bis eine milchige Suppe entsteht, in welcher sich das weich gekochte Getreide befindet. Häufig mengen die SenegalesInnen wiederum gesüßte Milch in diese Suppen. *Gosi* kann aber auch ohne Flüssigkeit mit etwas Salz gegessen werden.

Je mehr Mehl aus dem Getreide gewonnen werden kann, desto dunkler ist es und umso mehr Mineralstoffe und Vitamine sind enthalten. Das Getreide, welches für *Lacciri* verwendet wird, enthält weitaus mehr Mineralstoffe und Vitamine als dies beim feinen Weizenmehl der Fall ist, das bekanntlich zur Herstellung von Baguette verwendet wird.

Baguette versus Lacciri

Die SenegalesInnen besorgen sich heutzutage häufig ein Baguette (= „koloniales Weißbrot") zum Frühstück, welches gemeinsam mit Kaffee oder Tee konsumiert wird. Meistens wird das Baguette ohne Brotaufstrich gegessen; Käse- oder Wurstauflagen sind untypisch und unüblich. Butter wird nur im Ausnahmefall aufs Brot gestrichen. Diese Frühstücksart hat in vielen Haushalten das traditionelle Lacciri verdrängt, welches aus verschiedenen Getreidesorten (z.B. Mais, Hirse) zubereitet werden kann.

Für die heutige senegalesische Bevölkerung, die inzwischen häufig beim Frühstück Baguette bevorzugt, beginnt der Tag bereits mit einer mangelhafteren Nährstoffzufuhr als dies früher aufgrund einer gehaltvolleren Getreidemahlzeit der Fall war. Getreidemahlzeiten zum Frühstück oder auch zum Abendessen sind nicht nur für „Körneresser" oder Kleinkinder gesund. Abgesehen davon, daß diese Mahlzeiten gut schmecken, bringen sie auch Abwechslung zum Weißbrot mit Butter und Marmelade. Auch eine Getreidemahlzeit verhilft zu einer länger anhaltenden Sättigung und gibt Energie für den neuen Tag.

Mythologie und Ernährung

Rund um's Essen existieren viele Geschichten und Mythen. So handelt beispielsweise die Geschichte vom Suppenkasper davon, daß ein Knabe seine Suppe nie ißt und daher immer dünner wird. Denkt man nun an die eigene Kindheit und an Märchen, die erzählt wurden, so stellt man fest, daß in beinah jeder alten Geschichte Nahrung einen größeren oder kleineren Stellenwert einnimmt. Ob nun Hänsel und Gretel Brotbröckchen ausstreuen, um aus dem Wald wieder nach Hause finden zu können, diese dann von Vögel gegessen werden, die Kinder dafür aber ein Lebkuchenhaus finden – auch wenn dann darin eine alte Hexe wohnt. Oder der Frosch im Froschkönig darauf besteht, mit der Prinzessin gemeinsam von ihrem goldenen Tellerchen zu essen – das Essen spielt in vielen Märchen eine zentrale Rolle.

Im Gegensatz zu wissenschaftlich belegten Ernährungsempfehlungen finden wir in der Mythologie kaum Zahlen und Fakten. Trotzdem enthalten mythologische Empfehlungen sehr oft einen wahren Kern, der nicht nur auf Intuition (= Eingebung) beruht sondern auch auf Erfahrungswerten. Mythen stehen in engem Zusammenhang mit religiösen und kulturellen Gegebenheiten. Wo die Nahrung im Mittelpunkt der Handlung steht, ist sie als Symbol zur Aufarbeitung verschiedenster Situationen und Problematiken zu verstehen. In Märchen zeigt sich auch, daß Nahrungsmittel aufgrund von Speisetabus verboten, empfohlen oder sogar vorgeschrieben werden.

Bei den Fulbe Senegals wird beispielsweise einer schwangeren Frau immer ein Stück Fleisch und etwas Leber von jenem Tier gegeben, welches gerade geschlachtet wurde, vor allem dann, wenn die Frau von der Schlachtung weiß, denn die Schwangere könnte Gelüste auf diese Fleischstücke entwickeln. Bleiben diese Gelüste unbefriedigt, könnte dem Ungeborenen dadurch Schaden zugefügt werden. Das deckt sich damit, daß Schwangere die zwei- bis dreifache Menge an Eisen im Vergleich zu nichtschwangeren Frauen benötigen. Auch ist der Vitamin- und Eiweißbedarf schwangerer Frauen erhöht. Vieles von dem benötigten Mehrbedarf der Schwangeren kann durch diese Extraportion Fleisch abgedeckt werden.

Nahrungsmittelproduktion im Senegal

Der Senegal mit seinen 196.200 qkm (etwa doppelt so groß wie Österreich) befindet sich an der Westspitze des afrikanischen Kontinents (zwischen dem 12. und 17. Breitengrad). Der Anteil der Sahara macht 44 % aus. Gambia, mit einer Fläche von 11.300 qkm, wird vom Senegal umschlossen. Die Einwohnerzahl Senegals beträgt etwa 7,6 Millionen. Davon leben 1,4 Millionen in der Metropole Dakar. 90 % der Bevölkerung gehören dem Islam an, 6% dem Christentum und 4% sind Anhänger von Naturreligionen.

Senegal ist der größte Erdnußproduzent Afrikas, und mehr als 1 Million Menschen (das entspricht einem Achtel der Gesamtbevölkerung Senegals) sind mit dem Anbau von Erdnüssen beschäftigt. Aber auch Baumwolle, Zuckerrohr, Gemüse und Getreide werden angebaut und verarbeitet. Bei Getreide, wie Hirse, der afrikanischen Getreideart Sorghum, Reis und Mais kam es in den letzten Jahren zu einer Produktionssteigerung von etwa 20 Prozent.

Die Küste Senegals ist die fischreichste Westafrikas. Der Tradition nach wurde früher Fischfang nur für den Eigenbedarf mittels Pirogen (= Einbaum mit Plankenaufsatz) durchgeführt. Das Fangvolumen konnte in letzter Zeit beachtlich erhöht werden. Der Fischfang erwirtschaftet gegenwärtig 30% der gesamten Exporterlöse.

Die Bewohner eines Dorfes essen das, was sie selbst anbauen oder was in der näheren Umgebung angebaut wird. Durch die saisonalen Schwankungen ergeben sich teilweise Engpässe, die sich auch in der Nährstoffzufuhr auswirken. Relativ wenig Nahrung wird aus dem Ausland eingeführt. Importiert werden hauptsächlich haltbare Nahrungsmittel wie Tee und Reis.

Die SenegalesInnen sind sehr einfallsreich in der Verwendung dessen, was die Natur im Überfluß bietet. So werden beispielsweise Erdnüsse roh, geröstet oder verarbeitet konsumiert. In verarbeiteter Form werden sie vielfach für Maafe Gerte (Erdnußsoße) verwendet. Dafür werden die Erdnüsse gebraten, ge-

Maaro e Liddi

Zutaten:
- Fisch
- Tomaten, Zwiebel, Fett und Gewürze
- Gemüse wie z. B. Kürbis, Karotten, Kraut
- Cassava
- Reis

Zubereitung:
Einen Fisch mit festem Fleisch, wie z. B. Kabeljau, reinigen und schräg einschneiden (große Fische in Stücke teilen). Den Fisch braten.
Währenddessen eine Tomatensoße zubereiten und das kleingeschnittene Gemüse darin dünsten. Die kleingeraspelte Cassava macht die Soße sämig. Die Soße mit Pfeffer und und Salz nach Geschmack würzen.
Nach dem Braten den Fisch oder die Fischstücke in die Tomatensoße geben und kurz mitkochen.
Zuletzt die Fisch- und Gemüsestücke aus der Soße nehmen und den Reis in der nurmehr „klaren" Tomatensoße garen.
Maaro e Liddi mit dem nunmehr roten und gewürzten Reis, den gekochten Gemüsestücken und gebratenen Fischstücken in großen Schüsseln servieren.

schält und anschließend – häufig bereits maschinell – zu einem Brei verarbeitet. Aus diesem Brei wird dann unter Zugabe von Gewürzen eine Soße zubereitet. Außerdem stellen sie Erdnußbutter und Erdnußöl her.

Der Fischreichtum des Landes prägt die Speisekarte. *Maro e Liddi* (Reis und Fisch) ist eine sehr beliebte und außerdem wohlschmeckende Mahlzeit. Auch Trockenfisch ist sehr beliebt; z. B. ein saurer Trockenfisch, der beinahe einem Gewürz gleichkommt. Um einen pikanten Geschmack zu erreichen, ergänzt man die Speisen mit Saucen, die aus diesem sauren Trockenfisch hergestellt wurden.

Tambakunda im Osten Senegals

In der Region Tambakunda im Südosten Senegals leben hauptsächlich Menschen, die der Volksgruppe der Fulbe angehören. Sie siedeln auch im Norden des Landes sowie in Gegenden von Mauretanien, Mali, Burkina Faso, Kamerun, Niger, Nigeria, Tschad, Guinea Bissau und Guinea Conakry. Vereinzelt leben Fulbe auch im Sudan und in Äthiopien (wo wahrscheinlich der Ursprung dieses Volksstammes liegt). Die Sprache der Fulbe ist Ful. Viele unterschiedliche Dialekte werden gesprochen.

Typische Fulbe haben meist einen zierlichen Körperbau und eine hellbraune Hautfarbe. Die meisten Menschen sind schlank, was offensichtlich auch ihrem Schönheitsideal entspricht. Äußerst selten wird für Kleinkinder „extra" gekocht; vielleicht weil das Volk der Fulbe keine dicken Kinder will? Sicher ist es nicht empfehlenswert, Kinder ohne Abendessen einschlafen zu lassen, was im Senegal durchaus vorkommt. Da das Abendessen, vor allem im ländlichen Bereich, häufig die letzte „Aktivität" des Tages daherstellt, wird es relativ spät eingenommen. Anschließend wird noch ein wenig geplaudert und gescherzt, um sich kurz darauf zur Nachtruhe zu begeben. In manchen Gegenden steht noch kein Strom zur Verfügung, also auch kein elektrisches Licht oder Fernsehen. Die Erwachsenen zögern daher das Abendessen gerne etwas hinaus, und die Kinder schlafen nicht selten ein, ohne gegessen zu haben. Viele Kinder sind untergewichtig.

In den Industrieländern wiederum stellt Übergewicht bereits im Kindesal-

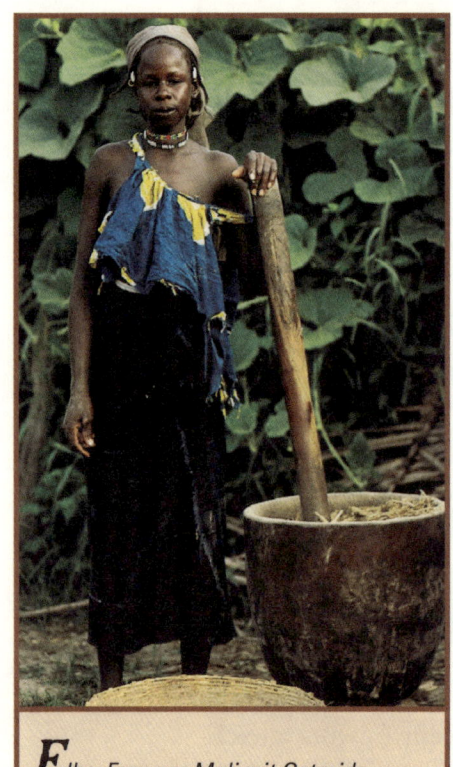

*F*ulbe-Frau aus Mali mit Getreidestampfer

ter ein Problem dar. In diesen Ländern werden Kinder eher überversorgt – zumindest was Nahrung und im allgemeinen den Konsum betrifft. Lediglich auf das Frühstück legt man bei uns weniger Wert. Als Ansatz für übergewichtige Kinder wäre es sicherlich nachahmenswert, einerseits das Angebot an Süssigkeiten stark einzuschränken und andererseits anstelle der üppigen und üblichen Abendessen eine leichte und kleinere Mahlzeit anzubieten. Diesen Kindern und Jugendlichen wäre damit sehr geholfen, denn auch in den Industrieländern gilt Übergewicht mittlerweile als unattraktiv, ganz abgesehen von den gesundheitlichen Schäden, auch wenn sich diese meist erst in späterer Zukunft zeigen.

Die Ernährungssituation in Tambakunda

Fisch ist im Gegensatz zu Fleisch sehr billig zu erwerben. Fischmahlzeiten stellen daher etwas durchaus Alltägliches dar. Fleisch vom Rind, der Ziege, dem Schaf oder vom Huhn wird seltener zubereitet. In jedem Falle wird Fleisch, wenn vorhanden, in einem sehr vernünftigen Ausmaß genossen. Jeder bekommt nur einige kleine Stücke davon. Den Hauptanteil der Nahrung stellen die Kohlenhydrate in Form von Reis, Hirse und auch Gemüse dar.

Die ökonomische Situation in den meisten Haushalten dieser Region ist nicht gut. In der Provinzhauptstadt Tambakunda gibt es außer einer Baumwollfabrik keine Betriebe, wo Menschen Arbeit finden können. In der nächstgelegenen Stadt Velingara befindet sich eine Baumwoll- sowie eine Erdnußfabrik. Das bedeutet, daß die meisten Menschen nur von der eigenen Landwirtschaft leben können. Arbeitsplätze sind spärlich vorhanden. Land zu besitzen ist kein Problem, denn es muß nicht gekauft werden. Die Menschen roden soviel Land wie sie bebauen können. Die Feldarbeit ist ohne Hilfe von technischen Maschinen ziemlich mühsam. Fallen die Ernten wegen mangelnden Regens während der Regenzeit dürftig aus, bedeutet das für die darauffolgenden Monate eine einseitigere und genügsamere Ernährung. Einige Menschen versuchen dann – sozusagen als zweites Standbein zur Landwirtschaft – einen kleinen, eher dürftig ausgestatteten Laden zu führen, meist mit wenig Umsatz und Profit, da die Menschen nicht über die nötige Kaufkraft verfügen. D. h. die Hauptursache einer zu geringen Energieaufnahme, die auf längere Zeit zu verschiedenen Nährstoffmängeln führt, hängt bei vielen nicht nur mit Ernährungsgewohnheiten und/oder einem möglicherweise kulturell bedingten Schönheitsideal zusammen.

Tägliche Energiezufuhr und Energiebedarf von Erwachsenen aus der Region Tambakunda

Energiebedarf:	*2250 kcal*
Energiezufuhr:	*1920 kcal (entspricht 85 % der Empfehlung)*
Eiweißbedarf:	*44 g*
Eiweißzufuhr:	*36 g (entspricht 80 % der Empfehlung)*
Calciumbedarf:	*1060 mg*
Calciumzufuhr:	*600 mg (entspricht 55 % der Empfehlung)*

Die Eisenaufnahme betrug 70 %, die Vitamin-A-Aufnahme 55 % und die Vitamin-B1-Aufnahme sogar nur 30 % der empfohlenen Menge.

*Untersuchung des Instituts ORANA in Dakar

Aufgrund einer zu geringen Nährstoffzufuhr entstehen Mangelkrankheiten, trotz an sich positiver Ernährungsgewohnheiten. Wesentlich für die Gesundheit ist vor allem die Zusammensetzung der Nährstoffe und Vitamine. Bei jeder einseitigen Kostform, die auf längere Zeit durchgeführt wird, enstehen Mangelerscheinungen. Mangelkrankheiten zeigen sich hauptsächlich bei Kindern und alten Menschen.

Zur unzureichenden Ernährung, der sogenannten Malnutrition, kommt es vorwiegend nach der Regenzeit (Oktober/November), wenn die Nahrungsvorräte aus der Ernte des Vorjahres nicht bis zur nächsten Ernte ausreichen, die kurz nach der Regenzeit erfolgt.

Die Hauptprobleme bezüglich Malnutrition liegen in der zu geringen Aufnahme biologisch hochwertiger Proteine, mancher

Ernähren sich Europäer besser als Senegalesen?

In den Monaten April bis September wird Obst in großen Mengen angeboten, darunter z.B. Mangos frisch vom Baum. Auch das Gemüseangebot steigt während der Regenzeit stark an. Okra, Mais, Kraut sowie Auberginen sind dann einige Monate ausreichend vorhanden. In den Dörfern werden Gemüsesorten wie Tomaten, Paprika, Salat, die roh verzehrt werden könnten, seltener angeboten. Salatessen gehört generell nicht zu den Gewohnheiten der Landbevölkerung. Neuerdings bauen einige Menschen diese Gemüsesorten trotzdem für den Eigenverbrauch im Garten an und die Sorten gedeihen gut und schmecken auch wunderbar. Salat wird beispielsweise mit gebratenen Cassavas und gebratenem Fisch gereicht. Sind Nahrungsmittel ausreichend vorhanden, so kommen die Senegalesen im Durchschnitt den Empfehlungen der Ernährungswissenschaftler weitaus näher als dies in Mitteleuropa der Fall ist. Fleisch wird als Zuspeise zu den Mahlzeiten serviert und konsumiert. Nur bei Feierlichkeiten und Festen werden größere Portionen an Fleisch angeboten. Wenn die Familie es sich leisten kann, dann wird ein Tier geschlachtet. Die besonders guten Teile werden an die Gäste verteilt. Satt essen kann man sich an Reis, Hirse oder anderem Getreide. In den wohlhabenden Industrieländern aber stellen diese Nahrungsmittel die Zuspeise dar. Im Senegal wird durch die Zusammenstellung der Mahlzeiten der empfohlene Kohlenhydratanteil von 50-60 % in der Gesamtnahrung mühelos erreicht. Der Ballaststoffanteil der Nahrung liegt bei den SenegalesInnen ebenfalls im Vergleich zu MitteleuropäerInnen um einiges höher. Alleine das verzehrte Getreide enthält durch den höheren Ausmahlungsgrad viele Ballaststoffe. Z.B. werden Mehlspeisen, in denen der Ballaststoffanteil gering ist, selten konsumiert und Weißbrot glücklicherweise meist nur zum Frühstück.

Vitamine (wie Vitamin A und Vitamine des B-Komplexes) sowie Mineralstoffe (z. B. Calcium) und Spurenelemente (beispielsweise Eisen).

Der Grund für die Unterversorgung einiger Vitamine ergibt sich aus der Tatsache, daß Gemüse und Salate üblicherweise nicht roh verzehrt werden und beim Kochen oder Dünsten von Gemüse Vitaminverluste unvermeidbar sind. Für den Durchschnittsverbraucher steht Obst außerdem nur direkt nach der Ernte zur Verfügung. Dies gilt vor allem wiederum für die ländlichen Bereiche. In den Städten ist das Angebot in jeglicher Hinsicht vielfältiger. Allerdings haben viele Menschen nicht die finanziellen Mittel, das Angebotene auch zu erwerben.

Kultur und Tradition

Zum besseren Verstehen einiger Verhaltensweisen wollen wir einen kurzen Einblick in die Traditionen der SenegalesInnen geben. Die Familien im Senegal – wie auch in den meisten afrikanischen und asiatischen Ländern – leben in größeren Familienverbänden zusammen als dies in europäischen und auch nordamerikanischen Ländern der Fall ist. Im Senegal handelt es sich in der Regel um erweiterte Kernfamilien. Die Eltern bilden mit den Kindern eine Kernfamilie, die dadurch erweitert wird, indem die Söhne mit ihren Frauen und Kindern im gemeinsamen Haushalt leben. Die Töchter verlassen das elterliche Haus nach der Eheschließung, um dem Mann zu seiner Familie zu folgen. Muß der Mann im Ausland oder außerhalb des Dorfes arbeiten, steht die Frau unter der Obhut der Schwiegereltern. In manchen Fällen wird ihr jedoch gestattet, bei den eigenen Eltern zu wohnen, was die meisten Frauen bevorzugen.

Außer bei Regierungsangestellten existiert eine Sozialversicherung im Sinne der westlichen Industrieländer nicht. Die eigenen Söhne sind die „Sozialversicherung" für die Eltern im Alter oder im Krankheitsfall. Sie erledigen im elterlichen Haus anfallende Reparaturen, sorgen dafür, daß genügend Essen vorhanden ist und die Eltern versorgt sind, falls sie dazu aus gesundheitlichen Gründen nicht mehr selbst in der Lage sind.

Senegalesische Gastfreundschaft

Den SenegalesInnen ist Gastfreundschaft sehr wichtig – beinahe heilig. Besucher werden höflich und ausführlich begrüßt und immer zum Verweilen eingeladen. So laden einen beispielsweise Freunde ober Bekannte ein, die in der Nähe von Bushaltestellen oder Sammeltaxis wohnen bzw. arbeiten, bis zur Abfahrtszeit Platz zu nehmen, und bieten Tee oder Wasser an. Sitzt man in einem Restaurant auch neben unbekannten Einheimischen, die ihre Mahlzeit bereits früher bestellt oder bekommen haben, so wird man üblicherweise zum Mitessen eingeladen. Gastfreundschaft ist tatsächlich sehr bedeutend und Höflichkeit steht im Vordergrund.

Im Vergleich zum chronischen Zeitmangel, zu dem die Menschen in den Industrieländern neigen und unter dem sie auch leiden, nehmen sich die SenegalesInnen viel Zeit füreinander.

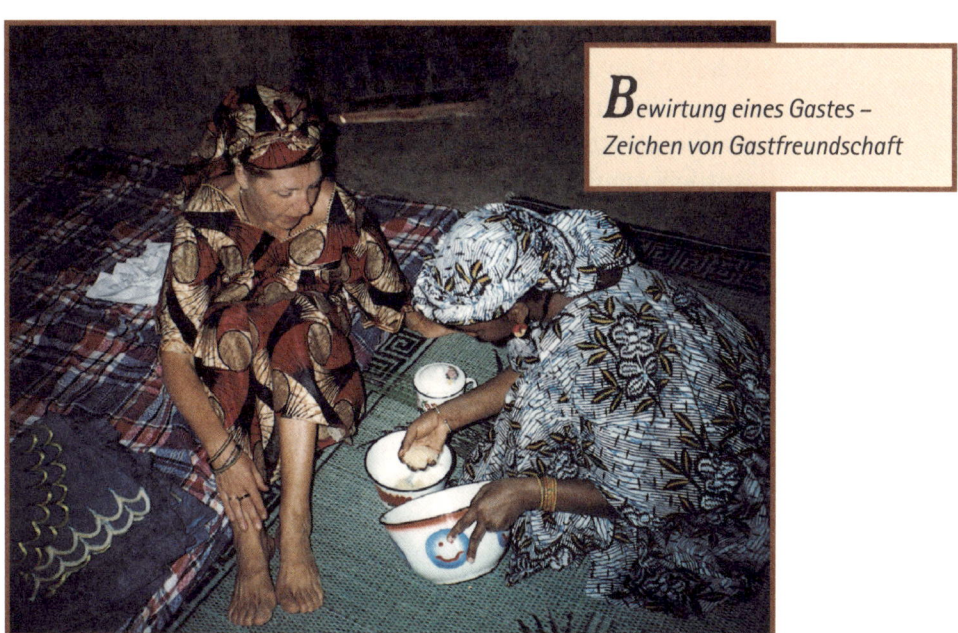

*B*ewirtung eines Gastes –
Zeichen von Gastfreundschaft

Im Sengal kommen Besucher unangemeldet und sind immer willkommen. Ohne Strom und Telefon ist eine telefonische Voranmeldung auch schlecht möglich. Nicht selten kommen Besucher aus dem Dorf oder der nahen Umgebung schon morgens und verlassen die Gastgeber erst wieder am Abend. Der Tagesablauf wird dadurch kaum gestört. Was getan werden muß, wird getan, ob nun Besucher anwesend sind oder nicht. Handelt es sich beim Besuch um Nachbarn oder Freunde aus der Umgebung, so ist es üblich, daß zu den Mahlzeiten das Essen dem Besucher durch ein Kind nachgeschickt wird. De facto läuft es darauf hinaus, daß die Gastgeber ihr Essen mit den Gästen teilen und diese ihres mit den Gastgebern. Die Mahlzeiten reichen auf jeden Fall immer für alle. Die Fleisch- oder Fischstücke werden eben kleiner portioniert aufgeteilt. Dafür wird das Getreide, sei es nun Reis oder Hirse, in größeren Mengen gekocht. So werden alle satt.

Mit dem Zeitverständnis eines Mitteleuropäers läßt sich dies schwer in Einklang bringen. Im Senegal steht der Mensch im Vordergrund und somit der Respekt gegenüber dem anderen, was sich unter anderem in der ausführlichen Begrüßung – besonders alten Menschen gegenüber – äußert. Die Menschen wirken ruhig und ausgeglichen und dadurch teilweise erhaben über die kleinen „Wehwehchen" der technologisierten Welt. Natürlich ist der Alltag ohne Waschmaschinen, elektrische Küchengeräte und dergleichen um einiges mühsamer als in der westlichen Welt. Gekocht wird häufig auf offenem Feuer und das Brennholz dafür muß aus der nahen Umgebung gesammelt werden. Das krankmachende Hetzen der wirtschaftlich aufstrebenden Länder – wo alles immer schneller gehen muß und ironischerweise immer weniger Zeit übrigbleibt – ist unbekannt.

Hier nun ein Ansatz zum Umdenken und Umlernen. Unser Ernährungsverhalten drückt vieles vom allgemeinen Lebensstil aus. Wir konsumieren viel, stopfen das Essen schnell und unbewußt in uns hinein und schon sind wir schon beim nächsten Tagespunkt. Da bleibt oft für Familienmitglieder, Freunde, Bekannte und Gäste wenig Zeit und Raum.

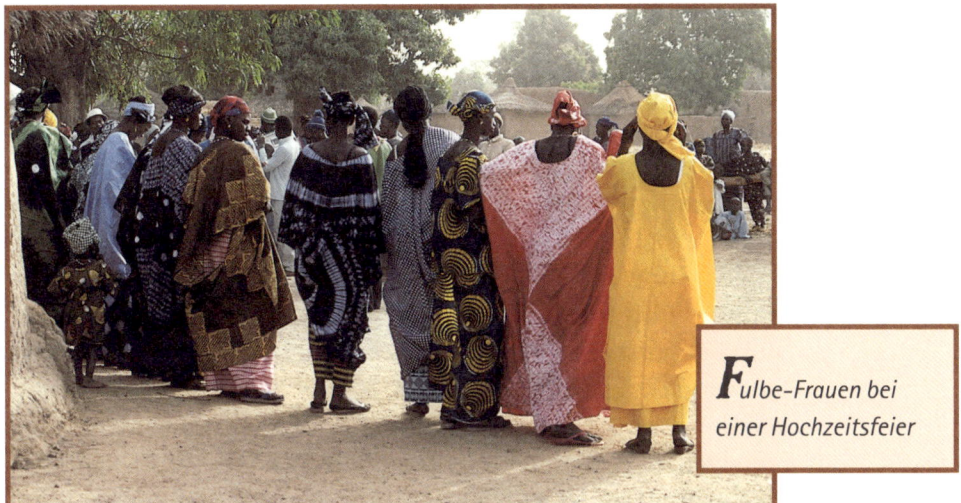

Fulbe-Frauen bei einer Hochzeitsfeier

Hochzeitsessen im Senegal

Die gesamte Hochzeitsfeier erstreckt sich über einige Tage. Ist die Braut sehr jung und handelt es sich um ihre erste Ehe-schließung, dauert die Feier insgesamt sieben Tage. Ist die Braut bereits etwas älter und heiratet zum zweiten oder dritten Mal, dann wird drei Tage gefeiert.

Bis in die Gegenwart werden die Brautleute noch von ihren Familien füreinander bestimmt. Daher kann es passieren, daß die jungen Leute einander kaum kennen. In den seltensten Fäl-len handelt es sich um eine Liebesheirat. Die Entscheidung zur „Vernunftsehe" liegt bei den Verwandten. Für die Braut muß ein Brautpreis bezahlt werden. Der Bräutigam hat seiner zukünftigen Frau drei Kleidergarnituren zu kaufen und ihr auch Geld zu geben. Dieser Betrag hängt von den finanziellen Verhältnissen des Mannes und seiner Familie ab. In den mei-sten Fällen werden rund 100,- U\$ an die Braut bezahlt. Statt des Geldes kann der Mann seiner zukünftigen Frau aber auch ein Tier schenken. Die Einkünfte durch dieses Tier gehören der Frau. Im Falle einer Trennung kann sie das Tier verkaufen. Das Geld, bzw. das Tier, stellen eine materielle Absicherung für die Frau dar, die selten über ein eigenes Einkommen verfügt. Die

Brauteltern haben für die Aussteuer wie z. B. Geschirr, Kleider und Schmuck der Braut zu sorgen. Während der Feierlichkeiten sollte die Braut das Haus oder Grundstück nicht verlassen, da viele Besucher kommen. Vor allem Frauen sind es, die die Braut in dieser Zeit besuchen. Freunde, Nachbarn und männliche Familienmitglieder besuchen hingegen den Bäutigam. An der Feierlichkeit nehmen zwischen 100 bis 300 Personen teil.

Die Zubereitung des Festmahles wird von den Frauen der Familie unter Mithilfe von Freundinnen und Nachbarinnen durchgeführt. Die Mithilfe dieser Frauen bei der Vorbereitung des Festschmauses erfolgt ohne großes Aufheben. Die Frauen werden einfach informiert, daß ihre Hilfe benötigt wird. Dies verschafft auch eine willkommene Abwechslung zum Alltag. Feste zu feiern ist anscheinend auf der ganzen Welt beliebt – auch wenn die Vorbereitungen dazu mit erheblicher Mehrarbeit verbunden sind.

Am Tag, nachdem der Mann seine Frau zu sich ins Haus geholt hat – dies muß nicht mit dem Tag der Eheschließung vor dem Imam (= Vorbeter in der Moschee) übereinstimmen, dieser Zeitpunkt kann Tage oder Wochen später sein – wird ein Tier geschlachtet. Meist handelt es sich dabei um eine Ziege, ein Schaf, eine Kuh oder auch ein Kamel. Schlachten ist Männerarbeit. Das Fleisch des geschlachteten Tieres wird von den Männern in Teile geteilt. Die verschiedenen Fleischstücke werden dann in unterschiedlich gewürzten Tomaten-Zwiebel-Soßen gargekocht. Vor dem Servieren wird der Reis mit den vorher herausgenommenen Fleischstücken garniert.

Den ganzen Tag wird gekocht, gegessen, gelacht, geplaudert und Tee getrunken. Da auf dem Grundstück der Gastgeber, auf Matten sitzend, gegessen wird, können unzählige Menschen ohne Platzprobleme an der Feier teilnehmen. Gekocht wird in solchen Mengen, daß sicherlich jeder Gast genügend bekommt und die Feier gesättigt verläßt. Die verbleibenden Reste werden am Abend gegessen oder den Nachbarn mitgegeben. Zum Essen wird Wasser getrunken. Zwischendurch eventuell auch gesüßte Milch und natürlich Tee.

Essen im Alltag

Bis in die Gegenwart wird, vor allem auf dem Lande, im Freien und auf offenen Feuerstellen gekocht. Das Feuerholz aus der nahen oder manchmal auch ferneren Umgebung wird meist von den männlichen Familienmitgliedern gesammelt. Zum Kochen werden große, runde Metallkessel verwendet.

Während des Essens sitzen die Menschen auf Matten, die auf dem Boden ausgebreitet werden. Meistens nehmen die Männer getrennt von den Frauen und Kindern ihre Mahlzeiten ein. Unter den jüngeren SenegalesInnen hat sich diese Gewohnheit schon etwas aufgeweicht. Gegessen wird aus einer großen Schüssel, die im Mittelpunkt der im Kreis Sitzenden steht. Die Nahrung wird mit der rechten Hand, welche vorher in einer mit Wasser gefüllten Schüssel gesäubert wurde, gegessen. Man formt mit der sauberen rechten Hand kleine Bällchen aus gekochtem Reis, Mais- oder Hirsebrei oder einem Brei aus anderem Getreide. Mit diesen Getreidebällchen können Fleisch-, Fisch- oder Gemüsestückchen aufgeladen und zum

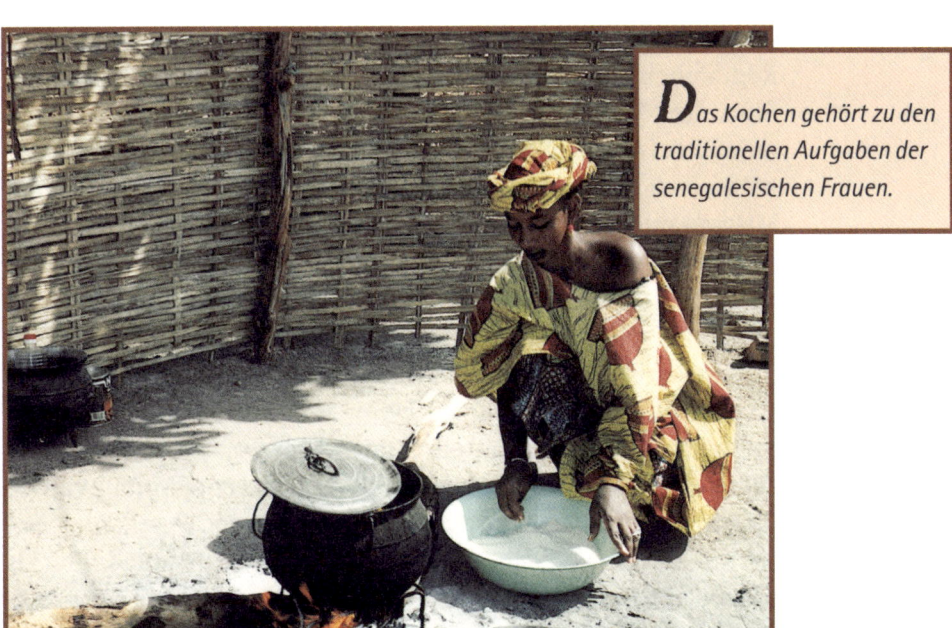

Das Kochen gehört zu den traditionellen Aufgaben der senegalesischen Frauen.

Mund geführt werden. Diese Technik bedarf einiger Übung, wenn sie nicht von Kindesbeinen an praktiziert wird.

Im Senegal wird kaum zwischendurch gegessen oder genascht. Snacks und allgemein Naschereien gelten als Appetitzerstörer, was ernährungsphysiologisch auch zutrifft. Der Grundstein zum Übergewichtigsein wird nicht selten durch Naschereien gelegt, die weder satt machen noch auf Dauer zufriedenstellen. Im Durchschnitt ißt man dreimal pro Tag: Kurz nach dem Aufstehen gibt es ein einfaches Frühstück, eventuell gefolgt von einem zweiten Frühstück – vor allem für Kinder und Frauen. Das Mittagessen wird etwa um 14 Uhr eingenommen und das Abendessen ab Einbruch der Dunkelheit. Dazwischen trinkt man lediglich stark gesüßten Tee oder gezuckerte Sauermilch. Letztere wird häufig als Geste der Gastfreundschaft Besuchern angeboten. Manchmal werden zu dieser Gelegenheit auch Erdnüsse (roh oder gebraten) serviert.

Die SenegalesInnen essen mit Vorliebe Reis. Dieser bildet neben anderem Getreide die Nahrungsgrundlage. Das in den Industrieländern so beliebte Brot wird im Senegal meist nur zum Frühstück genossen. Die Menschen im Senegal sind in der Regel auch der Meinung, daß Brot nicht wirklich satt macht. Ein kaltes Abendessen oder ein Buffet, bei dem Brot die Grundlage bildet, ist für sie unvorstellbar. Diese Art von Mahlzeit ist nicht dazu geschaffen, den Bauch wirklich zu füllen. Zu jedem Mittag- oder Abendessen gibt es Reis oder einen Getreidebrei aus Hirse oder Mais. Auch die Chinesen vertreten z. B. die Meinung, daß ohne eine bauchfüllende Nahrung wie Reis das Hungergefühl schwer beseitigt werden kann.

Durst wird hauptsächlich mit Wasser gestillt, welches direkt zu den Mahlzeiten getrunken wird. Mit einem Mund voll Wasser spült man sich unmittelbar nach dem Essen den Mund aus. Diese direkt nach einer Mahlzeit vorgenommene Mundhygiene ist empfehlenswert, denn die Gewohnheit der westlich orientierten Menschen, sich nur morgens und abends die Zähne zu putzen, ist sicherlich unzureichend, um Karies auf Dauer entgegenzuwirken.

Teezeremonie

Das Teetrinken gehört im Senegal zum alltäglichen Leben, und trotzdem ist es jedes Mal für alle Beteiligten ein besonderes Erlebnis und auch ein Zeichen von Respekt füreinander.

In einem kleinen Teekessel wird etwas schwarzer oder grüner Tee gekocht. Frische Pfefferminzblätter sowie ausreichend Zucker werden nach dem Kochen dem Tee zugefügt. Der Tee wird insgesamt dreimal aufgekocht. Das erste Mal ist der Aufguß stark und nicht besonders süß. Der zweite Aufguß wird etwas schwächer aber auch süßer serviert und getrunken. Der dritte Aufguß ist schwach und oft sehr süß und daher bei Kindern sehr beliebt. Am Ende jedes Aufgusses kommen frische Pfefferminzblätter zur Geschmacksverbesserung dazu.

Der Tee wird aus großer Höhe vom Teekessel aus in kleine Gläser gegossen und dadurch abgekühlt. Durch die Art des Gießens entsteht ein zusätzlicher Schaum. Sobald eingeschenkt ist, wird das kleine Glas, zur Hälfte mit Tee, zur Hälfte mit Schaum gefüllt, in der Runde angeboten. Das Teetrinken kann zwei bis drei Stunden in Anspruch nehmen. Insgesamt schafft diese Gewohnheit des Teetrinkens eine Atmosphäre von Harmonie, Gemeinsamkeit, Zusammengehörigkeit und Wohlgefühl.

Wirkungsweise von Pfefferminze

Pfefferminze enthält ätherische Öle (Menthol und Menthon) sowie Gerb- und Bitterstoffe. Diese Inhaltsstoffe
- fördern die Gallenbildung und eine Entleerung der Galle;
- desinfizieren bei durchfallartigen Fäulnisprozessen des Magen- und Darmbereiches;
- beruhigen und entspannen bei Überkeit;
- wirken entkrampfend bei Blähungen;
- fördern den Schlaf;
- regen das Herz- und Nervensystem an und
- erhöhen die geistige Leistungsfähigkeit.

Unsere Nahrung und ihre Bausteine

von Ingeborg Hanreich

Weltweit gibt es die unterschiedlichsten Ernährungsgewohnheiten. Jede nationale und regionale Küche hat ihre typischen Merkmale. Diese werden von Angebot und Auswahl an Lebensmitteln und von speziellen Zubereitungsarten und der charakteristischen Art, Speisen zu würzen, geprägt. Wenn wir mit so vielfältigen Ernährungsformen überleben können, stellt sich die Frage, was unser Körper denn nun tatsächlich braucht, um fit, gesund und regenerationsfähig zu sein. Was ist der kleinste gemeinsame Nenner aller verschiedenen Ernährungskulturen?

Die Basis jeder Ernährung bilden kohlenhydratreiche Lebensmittel (Getreidesorten, zuckerhaltige Pflanzen. In allen Kulturformen werden diese durch kleinere oder größere Mengen an eiweißreichen Lebensmitteln (Fleisch, Fisch, Eier oder Hülsenfrüchten) ergänzt. Und zur Zubereitung, Energieanreicherung und Geschmacksverfeinerung werden fettreiche Zutaten (Öle, Fette, Nüsse) verwendet. So kommt z. B. in Nepal mindestens zweimal täglich Dal-Bhat auf den Teller; d. h. ein wirklich großer Berg Reis mit einer Linsensoße.

Empfohlene durchschnittliche Verteilung je 100g Nährstoffe

70 g Kohlenhydrate (mind. 60 % Stärke, max. 10 % Zucker)
15 g Eiweiß
15 g Fett (mind. 5 % Öl oder Nußfett)

Die Baustoffe unseres Körpers

Die drei Nährstoffe - Kohlenhydrate, Eiweiß und Fett - bilden die Grundlage jeder Nahrung. Sie versorgen den Körper mit Energie, so daß die Stoffwechselvorgänge im Körper aufrecht erhalten werden und jede Art von körperlicher Leistung möglich wird.

Eiweiß und Fett sind außerdem wichtige Baustoffe unseres Körpers. Unsere Muskeln sind hauptsächlich aus Eiweiß und Wasser aufgebaut, und Fettpolster dienen nicht nur als Depot für überschüssige Energie, sondern haben als Hand- und Fußballen und als Schutzmantel für die empfindlichen Nieren bzw. Augäpfel eine wichtige Polsterfunktion. Fett ist in der Ernährung um so wichtiger, wenn das Klima kalt und rauh ist und der hohe Energiegehalt von Fetten und Ölen das Überleben sichert. Denn Fett liefert doppelt soviel Energie wie Eiweiß oder Kohlenhydrate. Das machen uns die Völker arktischer Regionen deutlich, die öligen Fisch, fettes Robbenfleisch und Tran essen, um der Kälte widerstehen zu können. Ein weiteres Beispiel sind die Tibeter im Hochland des Himalaya: Sie erhalten ihre Leistungsfähigkeit, indem sie sehr viel Buttertee trinken.

Neben den Nährstoffen gibt es noch andere wichtige Bau- und Wirkstoffe für unseren Körper. Knochen und Zähne werden beispielsweise aus Mineralstoffen (Kalzium, Phosphor und Magnesium) gebildet. Manche Mineralstoffe (die sogenannten Spurenelemente) benötigen wir nur in sehr kleinen Mengen, aber sie sind – ähnlich den Vitaminen – lebensnotwendig, da sie im Körper wichtige Funktionen erfüllen. Beispielsweise wäre eine Sauerstoffversorgung der Körperzellen durch die roten Blutkörperchen ohne Eisen aus der Nahrung undenkbar.

Die Natur bietet uns eine ganze Palette an verschiedenen Lebensmitteln zur Auswahl an, die nach ihrem Inhalt an

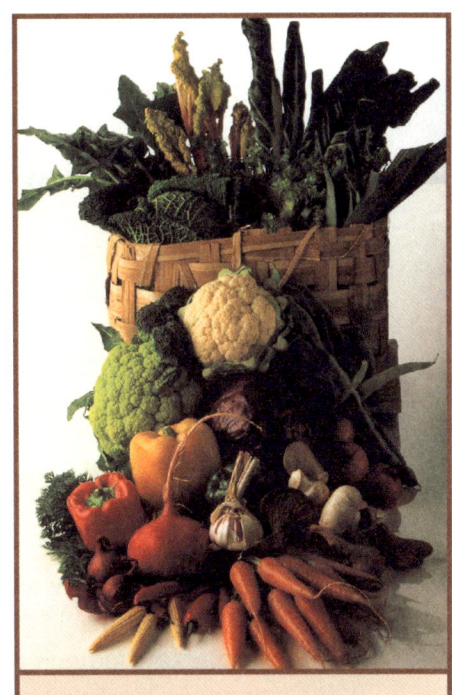

Gemüse liefert eine Vielfalt an Vitaminen und Mineralstoffen.

Geprägtes Ernährungsverhalten

Tradition und Tabu prägen überall das Ernährungsverhalten, was selbst in Ländern mit kargem Nahrungsangebot dazu führen kann, daß das Angebot an Lebensmitteln aufgrund verschiedener „Gebote" oft nicht optimal genutzt wird. Tradition und religiöse Nahrungsgebote haben oft einen tieferen Sinn – wie beispielsweise in islamischen Ländern das Verbot, parasitenanfälliges Schweinefleisch zu essen – und sicherten über Generationen hinweg das Überleben. Moderne Lebensmittelverarbeitung und verbesserte Hygiene bei der Zubereitung der Speisen machen aber heute viele dieser Gebote überflüssig.

Nähr- und Baustoffen zu sieben Gruppen zusammengefaßt werden können. Innerhalb einer Gruppe besteht eine große Wahlmöglichkeit, sodaß es z. B. für unseren Körper relativ gleichgültig ist, ob die Kohlenhydratquelle Hirse, Reis, Mais oder Weizen ist. Das regionale Angebot und persönliche Vorlieben bestimmen die Auswahl. Ein vielfältiges Angebot bedeutet jedoch nicht automatisch, daß die persönliche Auswahl bestimmter Lebensmittel den Bedürfnissen des Körpers entspricht. Gewohnheiten und Traditionen sind im Verhalten tief verwurzelt und können nur langsam geändert werden. Unser Geschmack wurde bereits im Kleinkindalter von Mutters Küche geprägt.

Die Qual der Wahl

Völker, die in Regionen mit einem geringen Nahrungsmittelangebot leben – wie z. B. im Eismeer oder in der Wüste – müssen das Problem lösen, aus dem Vorhandenen das Optimum an lebensnotwendigen Baustoffen zu nutzen. Wir in den Industrieländern hingegen stehen vor der Aufgabe, uns auf das richtige Maß einzuschränken, um Zivilisationskrankheiten vorzubeugen. Folgen unserer Fehlernährung sind Müdigkeit, Konzentrationsschwäche, Übergewicht, Karies, Herzversagen und

Krebs. Ernährungswissenschaftler haben mitteleuropäisches Ernährungsverhalten analysiert und sind zu dem Ergebnis gekommen, daß wir zu viel, zu fett, zu süß und zu salzig essen!

„Gesunde Ernährung" ist allerdings mittlerweile für viele ein negativ besetztes Schlagwort geworden, das sie mit trockenem „Körnerfutter" gleichsetzen. Sie fürchten Verbote der Lieblingsspeisen und eine krasse Einschränkung auf dem Teller. Natürlich bedeutet gesunde Ernährung eine Änderung gegenüber dem „durchschnittlichen" Ernährungsverhalten. Eine Umverteilung der Mengen auf dem Teller ist notwendig: Pflanzliche Lebensmittel sollten auf mindestens 2/3 der gesamten Menge vermehrt und tierische Lebensmittel dementsprechend reduziert werden.

Wieviel an einzelnen Lebensmittel wir idealerweise täglich aus dem Nahrungskreis brauchen, hängt von verschiedenen

---

Der optimale Tagesbedarf

- 1/3 Getreide
- 1/3 Gemüse und Obst & Nüsse
- 1/3 Milch und Fleisch,
  Fisch & Eier

Soviel Kalorien brauchen wir

Energie wird in der Maßeinheit Kilokalorien (kcal) – im Sprachgebrauch nur „Kalorien" – bzw. Kilojoule (kJ) gemessen. Eine Kilokalorie entspricht etwa 4,2 Kilojoule.

Wir benötigen Energie, um alle Stoffwechselvorgänge in Gang zu halten („Grundumsatz") und um körperliche Leistung zu erbringen („Arbeitsumsatz").

Der Energiebedarf ist nicht nur von der Art und Intensität der körperlichen Betätigung abhängig, sondern wird auch vom Klima und vom Alter bzw. Geschlecht des Einzelnen bestimmt.

Durchschnittlich braucht eine Frau im Alter zwischen 25 und 50 Jahren täglich ca. 2.000 „Kalorien" (kcal), ein erwachsener Mann ca. 2.200. Der Unterschied ergibt sich aufgrund der verschiedenen Größe und der anderen Muskelverteilung.

Faktoren ab: Größe, Gewicht, Alter, Geschlecht, körperlicher Leistung und Stoffwechsellage bestimmen das tägliche Quantum. Alle Mengenempfehlungen, die Wissenschaftler ausgetüfftelt haben, können sich daher nur auf einen „Durchschnittsmenschen" beziehen – sie müssen individuell modifiziert werden. Allerdings geben sie ein ungefähres Bild, in welcher Größenordnung die einzelnen Gruppen zueinander stehen.

Die Sage von den „Dickmachern"

Früher haben Brot, Nudeln und Kartoffeln die Basis unserer Nahrung gebildet, doch in den letzten 50 Jahren ist der Verbrauch dieser Grundnahrungsmittel in Europa stark gesunken, und sie haben ihren ursprünglichen Stellenwert verloren.

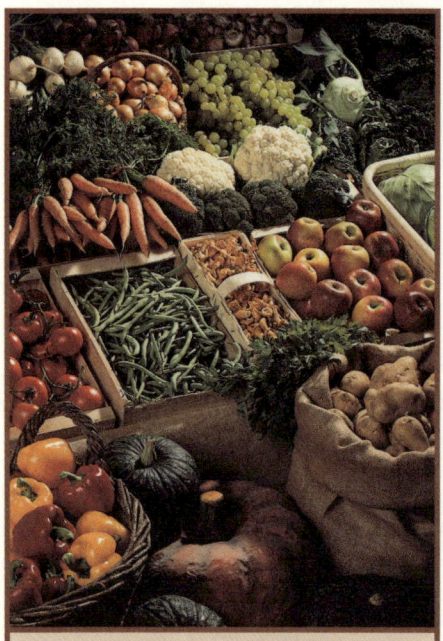

*D*er tägliche Speiseplan sollte zu zwei Dritteln aus pflanzlichen Nahrungsmitteln bestehen.

Dies mag einerseits an ihrem Image als „Arme-Leute-Essen" liegen, so daß sie zugunsten der „Luxus-Lebensmitteln" (Fleisch etc.) den Kürzeren ziehen. Andererseits waren Getreide, Brot, Nudeln und Kartoffeln in den letzten Jahren als „Dickmacher" verschrieen, da sie hauptsächlich den Energielieferanten Stärke enthalten. In Zeiten der „Diätwütigen" und „Mannequinfigur-Suchenden" ist der Rückgang ihres Verbrauches daher nicht verwunderlich.

Um gleichmäßig mit Energie versorgt und gegen Heißhungeranfälle gefeit zu sein, brauchen wir jedoch regelmäßig stärkereiche Nahrungsmittel in unserer Nahrung. Mindestens ein Drittel dessen, was auf unsere Teller kommt, sollten Beilagen sein.

Wer je ein Stück Brot länger gekaut hat, wird bemerkt haben, daß es nach geraumer Zeit süßlich schmeckt. Stärke ist aus vielen Zuckerbausteinen aufgebaut und wird auch als „komplexes Kohlenhydrat" bezeichnet. Schon beim intensiven Kauen der Nahrung beginnen wir, Stärke in ihre einzelnen Zuckerbausteine aufzuspalten. Im Gegensatz zum Haushaltszucker gelangt der „Stärkezucker" infolge des längeren Verdauungsprozesses erst allmählich in die Blutbahn. So wird das Blut über einen längeren Zeitraum (ca. 3 Stunden) hinweg mit Energie versorgt.

Süßes (Zucker, Obst, Honig oder Sirup) stillt den Hunger hingegen rasch, aber nur für kurze Zeit. Bei starker Erschöpfung (auf Bergtouren etc.) mag ein Stück Traubenzucker oder Schokolade angebracht sein, um schnell die verbrauchten Blutzuckerreserven wiederaufzufüllen. Als Energiespender im Alltag ist Süßes aber nicht empfehlenswert, denn „rascher" Zucker wird schnell in Körperfett umgewandelt und hinterläßt einen zu niedrigen Blutzuckerspiegel. Das verursacht Heißhunger auf weitere Süßigkeiten.

Im Vergleich dazu halten stärkereiche Speisen längerfristig satt und leistungsstark – speziell wenn sie aus Vollkornprodukten stammen. In Vollreis, Vollkornmehl, Vollkornbrot und anderen Vollgetreidesorten (Grünkern, Dinkel, Hafer, Gerste,

Tagesbedarf eines Erwachsenen an stärkehaltigen Nahrungsmitteln

- 5 bzw. 7 Scheiben Brot und
- 4 bzw. 5 mittelgroße Kartoffeln oder
- 1 Portion Reis oder Nudeln (roh 75 bzw. 90 g)

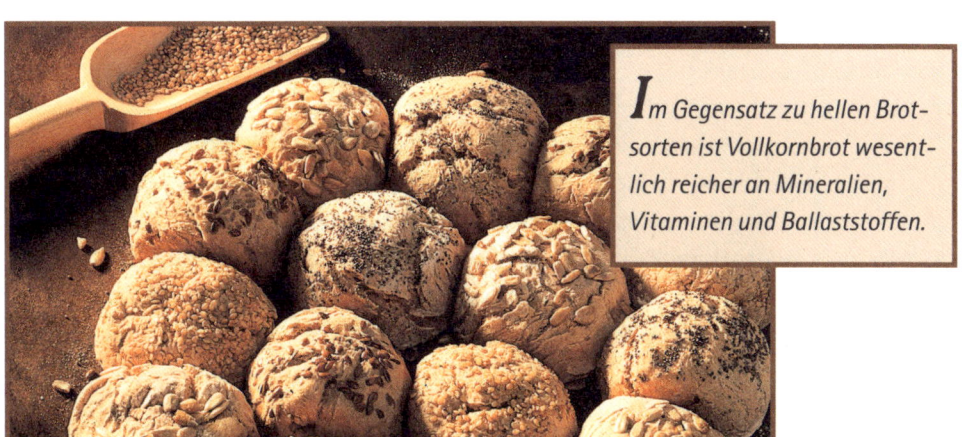

Im Gegensatz zu hellen Brotsorten ist Vollkornbrot wesentlich reicher an Mineralien, Vitaminen und Ballaststoffen.

Mais, Bulgur, Hirse) sind Ballaststoffe enthalten, die die Aufnahme des Stärkezuckers weiter verlangsamen und den Sättigungseffekt verstärken.

Ballaststoffe haben ihren Namen, weil unser Verdauungssystem sie nicht (bzw. nur zu einem geringfügigen Teil) spalten und aufnehmen kann. Der bekannteste Vertreter unter ihnen ist die Zellulose. Wiederkäuer können Zellulose (aus dem Gras) in ihrem Darm zerlegen, für den Menschen ist das nicht möglich.

Die in der menschlichen Nahrung vorkommenden Ballaststoffe bleiben im Darm und sorgen dort für Füllvolumen, so daß andere Nahrungsreste zügig weitertransportiert werden können. Ballaststoffe wirken somit „durchputzend" wie eine Bürste. Völker, die sich ballaststoffreich ernähren und vorrangig Vollreis, Vollkornprodukte oder Hirse z. B. in Afrika verzehren, leiden selten an Verstopfung oder Dickdarmkrebs. Ihrem Beispiel sollten wir folgen und öfter zu Vollkornbrot und Getreidebeilagen greifen.

Gemüse und Hülsenfrüchte nach Herzenslust

Beim Spaziergang über den Markt locken die verschiedensten Gemüsesorten in allen Farben. Knackig und frisch enthalten sie eine Vielzahl an Vitaminen und Mineralstoffen. Gemüse besteht zu ca. 80 % aus Wasser und ist daher kalorienarm. Man könnte es als „Light-Produkt" der Natur bezeichnen. Deshalb ist Gemüse (mit Ausnahme der Avocado) ideal, um abzuspecken.

Gemüse z. B. spielt in Indien in diversen scharfen Currys eine große Rolle. Wir können Gemüse vielfältig nutzen: als bunte Beilagen, in Aufläufen, Eintöpfen (z. B. in der französischen „Ratatouille"), püriert als fettarme Soßen- oder Suppenbasis. Speziell Tomaten, Karotten, Zucchini und Auberginen eignen sich dafür hervorragend. Mit etwas Gelatine oder Agar-Agar (einem Algenbestandteil) las-

---

Tagesbedarf an Gemüsen und Hülsenfrüchten

Täglich brauchen wir mindestens 1/4 kg Gemüse, Salat oder Hülsenfrüchte, z. B.:
- *1 Portion gegartes Gemüse oder*
- *gegarte Hülsenfrüchte (200 g) und*
- *1 Portion (Rohkost-) Salat (75 g)*

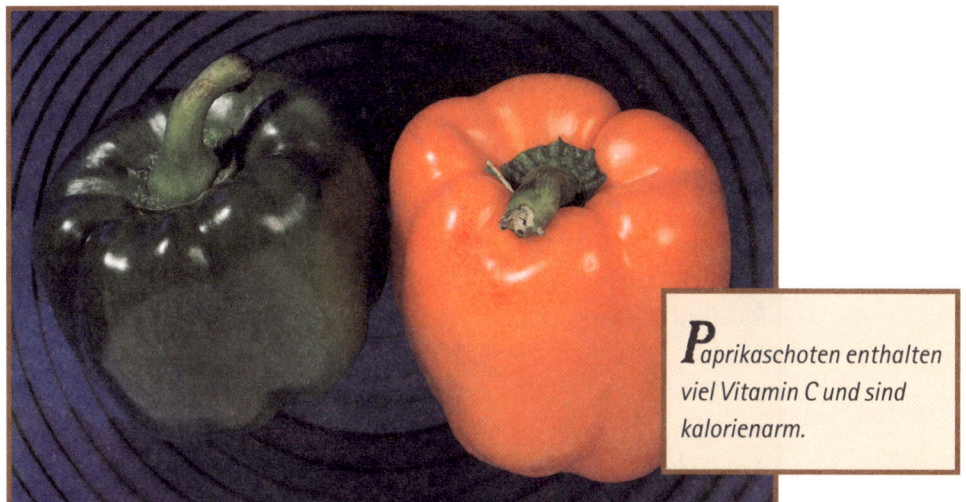

Paprikaschoten enthalten viel Vitamin C und sind kalorienarm.

sen sich Gemüsepürees auch in Puddingformen bringen. Aus der Form gestürzt und mit Reis und Kräuter-Rahm-Soße serviert ergibt sich eine attraktive Mahlzeit, die sogar manche Gemüse-Eßmuffel verlockt.

Besonders beliebt sind Gemüsescheiben oder Champignons in panierter Form. Herausbacken und Fritieren sind jedoch sehr fettreiche Zubereitungsarten, und solcherart hergestellte Speisen sollten nicht öfter als einmal pro Woche gegessen werden.

Hülsenfrüchte wie Bohnen, Erbsen, Kichererbsen, Linsen, Soja sind die beste Quelle für „hochwertiges" pflanzliches Eiweiß. Entscheidend für den Körper ist nicht nur die ausreichende Aufnahme an Eiweiß (etwa 0,8 g Eiweiß pro kg Körpergewicht), sondern auch die Zusammensetzung. Eiweiß ist aus 20 verschiedenen Aminosäuren aufgebaut. Acht dieser Aminosäuren sind für unseren Körper lebensnotwendig.

Um körpereigenes Eiweiß (z.B. unsere Muskulatur) aufbauen zu können, brauchen wir ein bestimmtes Verhältnis der einzelnen Eiweißbausteine zueinander. Kommt das Mischungsverhältnis der Bausteine eines Lebensmittels unserem Bedarf entgegen, so spricht man von einem „hochwertigen Eiweißlieferanten".

Eiweißwertigkeit einzelner Lebensmittel

Lebensmittel	benötigte Menge, um 10 g Körpereiweiß aufzubauen
Sojabohnen (getrocknet)	45 g
andere Hülsenfrüchte (getrocknet)	137 g
Rindfleisch	62 g
Eier	92 g
Weizenmehl	290 g
Vollmilch	343 ml
Kartoffeln	750 g

Die Eiweißbausteine aller gleichzeitig gegessenen Lebensmittel ergänzen einander. Enthält das eine einen Überschuß an einem wichtigen Eiweißbaustein, an dem das andere einen Mangel hat, so gleichen sich innerhalb einer Speise Mangel und Überschuß aus, und durch die Mischung ist eine gute Eiweißversorgung gegeben.

Dies ist speziell dann zu berücksichtigen, wenn wir mit wenig (eiweißreicher) Nahrung auskommen müssen (oder wollen) – also in Hungerperioden, in Krisenzeiten, bei eingeschränkter Ernährungsweise (z.B. Vegetarismus) oder bei Diäten zur Gewichtsabnahme. (In letzterem Fall verhindern solche Kombinationsgerichte von pflanzlichen und tierischen Eiweißlieferanten, daß bei der Gewichtsabnahme Muskel- statt Fettgewebe abgebaut wird.)

In mittel- und lateinamerikamerikanischen Ländern wird ein Hauptteil des täglichen Eiweißbedarfs mit vegetarischen Eintöpfen gedeckt. *Gallos Pintos*, ein mit Tabasco (Pfeffersauce) scharf gewürztes Gericht aus Reis mit

Gute Eiweiß-Ergänzungen

- *Hülsenfrüchte und Getreide oder Kartoffel*
- *Hülsenfrüchte und Fleisch, Fisch oder Eier*
- *Getreide und Milchprodukte, Fleisch, Fisch oder Eier*
- *Kartoffel und Milchprodukte, Fleisch, Fisch oder Eier*

gebratenen Bohnen, wird dort meist dreimal täglich gegessen. Das italienische *Risi Bisi* (Erbsenreis) oder der speziell in arabischen Ländern zum Brot gegessene Hummus (Kichererbsenaufstrich) sind weitere typische rein pflanzliche „Eiweißbomben".

Noch bessere Kombinationen sind Mischungen von pflanzlichen Eiweißquellen mit Milchprodukten (z.B. Nudel-Käse-Auflauf, Kartoffelpüree, Grießbrei). Sie werden oft als „Aufbaukost" nach Erkrankungen oder in der Kinderernährung eingesetzt, da Milchprodukte leichter verdaulich und billiger sind als Fleisch.

Obst, die natürlichen Vitaminspender

Obst und Gemüse sind Lieferanten für Vitamine, speziell für solche, die wasserlöslich sind. Vitamine liefern keine Energie, müssen aber mit der Nahrung aufgenommen werden, da wir sie nicht selber produzieren können. Sie kommen an vielen zentralen Stellen des Stoffwechsels zum Einsatz.

Täglich benötigen wir ca. 1/4 kg Obst oder ersatzweise 1/4 l Fruchtsaft. Beachten Sie jedoch, daß Obstsaft weniger Ballaststoffe enthält als ganze Früchte, und daß beides sehr viel

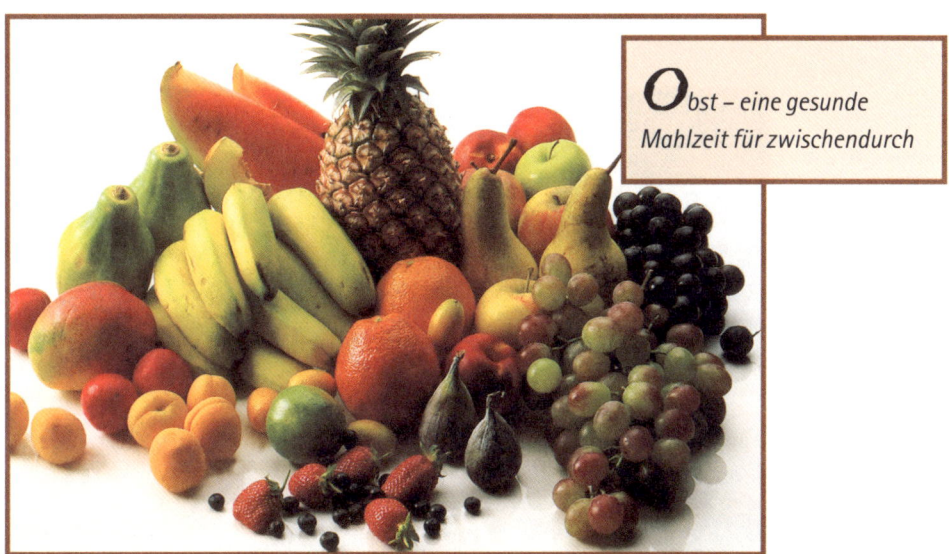

Obst – eine gesunde Mahlzeit für zwischendurch

Fruchtzucker liefert, der ähnlich rasch ins Blut geht wie Haushaltszucker.

Nach Möglichkeit soll Obst roh verzehrt werden, da viele der wasserlöslichen Vitamine (Vitamin C, β-Carotin und die Gruppe der B-Vitamine) durch Erhitzen zerstört werden. Dies ist in Ländern mit schlechten hygienischen Bedingungen allerdings nur dann praktikabel, wenn die Frucht geschält werden kann.

Ist aufgrund der klimatischen Bedingungen in einem Land, in das Sie reisen wollen, wenig Auswahl an Obst und Gemüse zu erwarten, so empfiehlt sich die Mitnahme von Vitamin- und Mineralstofftabletten, denn speziell wasserlösliche Vitamine können im Körper nur kurzfristig gespeichert werden. Besonders wenn „Montezumas Rache" (Durchfall) zuschlägt und für längere Zeit nur mehr Reis o. ä. und Tee als Nahrung vertragen werden, sind Vitamin- und Mineralstofftabletten wirksam zur Unterstützung des Körpers. Die empfohlene Dosierung der einzelnen Präparate soll aber immer beachtet werden, da es speziell bei fettlöslichen Vitaminen auch zu einer Überdosierung kommen kann.

Überall sind „exotische" Obstsorten besonders beliebt. Während in Europa Mangos, Bananen und Ananas schon in fast jedem Supermarkt erhältlich sind, liebt man in der Karibik und

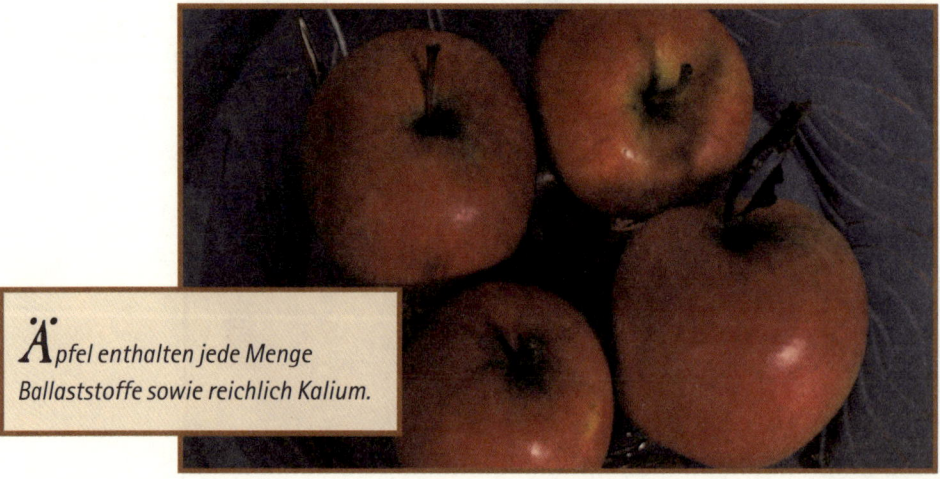

Äpfel enthalten jede Menge Ballaststoffe sowie reichlich Kalium.

in Zentralamerika die teuren, importierten Äpfel. In Costa Rica ist die Süße des Apfels sprichwörtlich (hübsche Frauen werden z.B. gerne mit Äpfeln verglichen).

> ### Tägliche Vitaminration
>
> * 1/2 Banane und
> * 1 kleiner Apfel oder
> * 1/8 l Orangensaft

Den Luxus von frisch eingeflogenem Obst leisten sich heute viele EuropäerInnen und AmerikanerInnen. Zwar sind dadurch auch im Winter „frische Vitamine" aus sonnengereiften Früchten auf dem Tisch, aber oft wird nicht bedacht, daß Importlebensmittel einerseits meist mit vielen Konservierungsmitteln länger haltbar gemacht werden. Andererseits wird durch das Importieren von tonnenweise Obst und Gemüse ein beträchtlicher Beitrag zur Umweltverschmutzung und zum Energieverbrauch geleistet. Deshalb sollten regionale und saisonale Lebensmittel aus ökologischer Landwirtschaft bevorzugt werden.

Die sogenannte „biologische" Qualität (auch als „biodynamisch" oder „ökologisch" bezeichnet) hat den Vorteil, daß beim Anbau von pflanzlichen Lebensmitteln auf chemische Spritzmittel verzichtet wird und tierische Produkte aus artgerechter Tierhaltung stammen (bei der z. B. pflanzenfressende Wiederkäuer nicht mit Tiermehl ihrer Artgenossen gefüttert werden!). Auch werden oft „alte", robuste Obst- oder Getreidesorten bevorzugt und die Verwendung von gentechnisch verändertem Saatgut abgelehnt. Bei der Verarbeitung ist außerdem nur ein notwendiges Minimum an Zusatzstoffen erlaubt.

Diese „Reinheit der Lebensmittel" zählt insbesondere in Zeiten, in denen bei uns schon jedes dritte Kind das erhöhte Risiko, eine Allergie zu entwickeln, in sich trägt. Denn die Wahrscheinlichkeit einer Unverträglichkeit steigt, wenn der Körper eine immer größere Anzahl an Zutaten und chemischen Zusätzen verarbeiten muß.

Milch stärkt die Knochen

Milch und Milchprodukte liefern uns leicht verdauliches tierisches Eiweiß, Milchfett und Milchzucker. Manche Menschen

Wasserlösliche Vitamine im Überblick

	Vorkommen:	bei Mangel:	häufig davon betroffen:
β-Carotin	Karotten, Kohl, Spinat, Kresse, Melonen, Aprikosen	Krebs, Herzinfarkt	Raucher, Streßgeplagte
Vitamin C (Ascorbinsäure)	Johannisbeeren, Paprika, Petersilie, Zitrusfrüchte, Broccoli, Kohl, Hagebutte, Wurstwaren	Müdigkeit, Skorbut , Infektanfälligkeit	Raucher, Alkoholiker, Streßgeplagte, bei Infekten
Vitamin B1 (Thiamin)	Vollreis, Vollkorn, Hefe, Schweinefleisch, Nüsse	Konzentrationsmangel, Depression, Appetitlosigkeit, Nervenentzündung, Herzmuskelstörung	Senioren, Alkoholiker Jugendliche, Schwangere, Stillende, Streßgeplagte
Vitamin B2 (Riboflavin)	Leber, Fisch, Milchprodukte, Ei, Pilze, Spinat, Blattgemüse	brüchige Fingernägel, Hautveränderungen, rauhe Mundwinkel	Jugendliche, Stillende, Schwangere, Streßgeplagte
Vitamin B6 (Pyridoxin)	Fleisch, Fisch, Eier, Vollkorn, Karotten, Erbsen, Kleie	Hautschäden, Krämpfe, nervöse Störungen	Schwangere, Stillende, Streßgeplagte, Alkoholiker
Vitamin B12 (Cobalamin)	Rindfleisch, Leber, Hering, Käse, Eier, Milchprodukte	Zungenbrennen, Blässe, gelbe Haut, Blutarmut (perniziöse Anämie)	strenge Vegetarier
Nicotinamid (Niacin, Vitamin PP)	Leber, Fleisch, Nüsse, Hefe, Vollkornmehl	rauhe Haut, Durchfälle, Verwirrtheit, Halluzinationen	Alkoholiker
Folsäure	Leber, Broccoli, Spinat, Vollkorn	Störungen der Zellteilung, Durchfall, veränderte Schleimhaut	Jugendliche, Stillende, Schwangere, Senioren, bei Streßgeplagten, Raucher

Fettlösliche Vitamine im Überblick

	Vorkommen:	bei Mangel:	häufiger von Mangel betroffen:
Vitamin A (Retinol)	Leber, Fischleber, Eidotter, Butter	Nachtblindheit, Hautveränderung Infektanfälligkeit, Wachstumsstörung	Schwangere, Stillende, Senioren
Vitamin D (Calciferol)	Lebertran, Fisch, Eidotter, Butter	Rachitis bei Kindern, Osteoporose	Senioren, Säuglinge, „Sonnenflüchter"
Vitamin E (Tocopherol)	Öle: Distelöl, Maiskeimöl, Weizenkeimöl	selten, Störungen im Muskel- bzw. Eisenstoffwechsel	Personen im „Streß"
Vitamin K (Phyllochinon)	besonders: Spinat, Kohlsorten	spontane Blutungen, z. B. Nasenbluten	Jugendliche im Wachstum, Säuglinge (Bei Säuglingen wird Vitamin K deshalb von Arzt verordnet.)

können den Milchzucker aus Süßmilchprodukten nicht verdauen und reagieren auf Milch in der Nahrung mit Durchfall. Dies ist vor allem bei verschiedenen Völkern in Asien und Afrika aufgrund eines Enzymmangels der Fall – obwohl es dort auch nomadische Völker gibt, für die Milch ein Grundnahrungsmittel darstellt. Ernährungsweisen, die aus Asien oder Afrika stammen (z. B. die Makrobiotik), sind deshalb meist milchfrei oder enthalten nur Sauermilchprodukte, die (wie beispielsweise die Mongolei) den Milchzucker in Milchsäure umgewandelt haben.

Sauermilchprodukten – Joghurt, Sauermilch, Dickmilch, Kefir und Buttermilch – wird in vielen Ländern der Erde eine gesundheitsfördernde Wirkung zugeschrieben. Die für die Säuerung und Geschmacksveränderung verantwortlichen Säuerungsbakterien sind normalerweise auch in unserer Darmflora (der natürlichen Bakterienbesiedlung unseres Darmes) vorhanden. Bei Durchfall oder Lebensmittelvergiftung durch „schlechte" Bakterien ist es deshalb sinnvoll, vermehrt Sauermilchprodukte zu essen, damit unser Darm wieder mit den geeigneten Bakterien besiedelt wird. Seit kurzem werden dafür im Handel auch spezielle, sogenannte „probiotische" Milchprodukte angeboten, die besonders positiv wirkende Bakterien enthalten. Diese helfen (täglich gegessen) beim Aufbau der Darmflora und stärken das Immunsystem. Sauermilchprodukte – in ihrer ganzen Vielfalt – sind aufgrund dieser zusätzlichen positiven Wirkung im täglichen Ernährungsplan besonders empfehlenswert.

Milch ist außerdem eine gute Quelle für fettlösliche und wasserlösliche Vitamine sowie für Mineralstoffe. Sie enthält größere Mengen an Magnesium, Phosphor und Kalzium. Speziell als Kalziumlieferant sind Milch und Milchprodukte wichtig. Sie liefern den Hauptanteil des Kalziums unserer Nahrung.

Das Kalzium der Milch wird in den Knochen eingebaut und härtet sie. Täglich genossen, helfen Milchprodukte, uns vor der Erkrankung Osteoporose (spröden, brüchigen Knochen im höheren Alter) zu schützen. Allerdings ist dafür nicht allein das Kalzium verantwortlich; auch das fettlösliche Vitamin D der Milch wird für den Einbauprozeß benötigt. Das Vitamin D der Nahrung wird in der Haut durch die Einstrahlung der Sonne in seine aktive Form gebracht. Daher bietet eine Kombination von ausreichend Milchprodukten in der Nahrung und täglich mindestens zehn Minuten Sonnenbestrahlung von Gesicht und Armen den besten Schutz.

Täglicher Milchproduktbedarf

- *1/4 l Milch, Joghurt oder Sauermilch und*
- *2 – 3 Scheiben Käse (30 – 45 g)*

Etwa 1/4 Liter Milch kann gegen 40 g Käse ausgetauscht werden – bei Frischkäse ist es etwas mehr, da der Wasseranteil größer ist; bei Hartkäse (z.B. Parmesan) weniger.

Tierische Eiweißlieferanten

In Krisenzeiten erachtete man tierische Lebensmittel immer als besonders wertvoll und reservierte Fleisch eher für Sonntage. Heute aber leistet man sich diesen „Luxus" (mehrmals) täglich und stuft eine Mahlzeit ohne großen Fleischanteil als „nicht vollständiges" Essen oder als „Arme-Leute-Kost" ein. Übergewicht, Herzinfarkt und Gicht hängen eng mit der Überbewertung von Fleisch zusammen.

Kleine Mineralstofflehre

Die Mineralstoffe **Kalzium, Phosphor, Magnesium** *(Hauptlieferant sind Milch und Milchprodukte) bilden den Hauptanteil unserer Knochen und Zähne.*

Schwefel *(vor allem im Knoblauch und anderen Laucharten) ist ein wichtiger Bestandteil der Knorpelmasse.*

Eisen *(aus Fleisch, Sesam oder Getreide) ist notwendig für den Sauerstofftransport und kommt gemeinsam mit Kalzium und Magnesium zum Einsatz, wenn es um die Fähigkeit der Muskelanspannung geht: Ein Mangel an Magnesium verursacht z.B. Muskelkrämpfe.*

Kalium, Natrium und Chlor *besitzen eine Schlüsselfunktion im Wasserhaushalt des Körpers und helfen mit, Nährstoffe aktiv aus dem Darm aufzunehmen. Chlor ist außerdem Bestandteil der Magensalzsäure. Große Mengen an Kochsalz (Natriumchlorid) können daher den Wasserhaushalt empfindlich aus dem Gleichgewicht bringen. Ebenso gravierend für den Körper ist auch ein extremer Salzverlust (durch Schwitzen oder Durchfall).*

Mineralstoffe, die in sehr geringer Menge benötigt werden, bezeichnet man als **Spurenelemente.** *Dazu zählen Eisen, Kupfer, Jod, Mangan, Kobalt, Zink, Molybdän, Fluor, Selen, Chrom, Nickel, Silizium und Zinn.*

Obwohl wir Spurenelemente nur in winzigsten Mengen brauchen, sind sie nicht unwichtig, denn bei einem Mangel an jedem von ihnen kann es zu schwerwiegenden Folgen kommen. Spurenelemente sitzen als Bestandteil von Enzymen (Kobalt) und Hormonen (Jod, Zink) meist an Schlüsselpositionen des Stoffwechsels. Fluor (besonders im Schwarztee und Meeresfisch enthalten) ist beispielsweise für die Härtung des Zahnschmelzes bekannt, während Selen (vor allem in der Kokosnuß) als Schutzstoff vor Herzinfarkt wichtig ist.

Fleisch, Geflügel, Fisch und Eier sind wichtige Lieferanten von tierischem Eiweiß. Schon der Vergleich der Eiweiß-Wertigkeit im Abschnitt über Gemüse und Hülsenfrüchte hat gezeigt, daß dieses Eiweiß in seiner Zusammensetzung hohe Qualität besitzt. Bei extrem einseitiger Ernährungsweise ohne Fisch, Fleisch, Ei und Milch kann es zu schweren Mangelzuständen kommen.

Eiweiß wird im Körper kaum gespeichert, sondern fast gänzlich aktiv verwendet und muß daher regelmäßig mit der Nahrung aufgenommen werden. Die Hauptmenge unseres Körpereiweißes findet sich in der Muskelmasse. Sie ermöglicht Atmung, Herztätigkeit und jede Art von körperlicher Leistung. Bei einem Mangel an Eiweißbausteinen in der Nahrung wird Muskeleiweiß abgebaut, um lebenswichtiges Körpereiweiß (Hormone, Enzyme, Zelleiweiß für Gehirn und Organe) bereitzustellen.

Eine vorwiegend vegetarische Nahrung (mit Milch) gewährt einen Schutz vor vielen „Zivilisationskrankheiten"; noch effektiver, wenn mit Fisch kombiniert. Die enthaltenen „Fischöle" sind dabei ein wichtiger Schutzfaktor. Außerdem ist selbst der fetteste Fisch noch magerer als fette Wurst- und Käsesorten.

Ob als *Sushi* (japanischer roher Fisch), *Schillerlocke* (eine deutsche Räucherfischspezialität), *Gabelroller* (mit Zwiebel eingelegter Hering – in Österreich sehr beliebt), *Fish and Chips* (fast schon das Nationalgericht der Engländer), *Liddi Jordi* (senegalesicher Trockenfisch zum Würzen) oder *Koi Pla* (thailändische Spezialität aus rohem, teils fermentierten oder in Salzlake eingelegtem Fisch) – Fisch wird weltweit in verschiedenster Zubereitungsart gegessen. Binnenländer wie Österreich oder die Schweiz verbrauchen traditionellerweise weniger Fisch, es sollte jedoch auch dort mindestens einmal pro Woche Fisch auf dem Speiseplan stehen.

Eier können auch in Kuchen, Backwaren, Teigwaren, Aufläufen und Soßen verborgen sein. Täglich ein Frühstücksei ist zuviel, es sei denn man hat den doppelten Energiebedarf des „Durchschnittsmenschens" – wie das bei Holzfällern, Spitzensportlern oder Hochofenarbeitern der Fall ist.

Eier enthalten relativ viel Cholesterin, sodaß bei Personen mit hohem Blutcholesterinwerten maximal 1 bis 2 Eier pro Woche empfohlen werden, denn ein hoher Cholesterinspiegel ist ein schwerwiegender Risikofaktor für Herz- Kreislauf-Erkrankungen. Auch in anderen tierischen Fettlieferanten (Wurst, Käse etc.) ist der Fettbegleitstoff Cholesterin enthalten.

Fleisch und Wurstwaren liefern neben hochwertigem Eiweiß den Hauptanteil an Eisen in unserer Nahrung. Wir benötigen Eisen als Bestandteil unseres roten Blutfarbstoffes. Als solcher transportiert es Sauerstoff aus der Lunge in die Zellen, sichert also die Versorgung unseres Körpers mit Sauerstoff. Durch Eisenmangel (weltweit gesehen neben dem Eiweiß- oder Nährstoffmangel das größte Versorgungsproblem) kann es bei Kindern und Jugendlichen sogar zu einer gestörten Gehirnentwicklung kommen. Weniger ausgeprägte Mangelzustände äußern sich als Müdigkeit, Unkonzentriertheit, Blässe und Leistungsschwäche.

Eisen liegt im Fleisch in einer Form vor, die unser Körper besonders leicht aufnehmen kann. Etwa 25 Prozent des enthaltenen Eisens sind vom Organismus verwertbar, während aus pflanzlicher Nahrung nur 3 bis 8 Prozent aufgenommen werden können. Den höchsten Eisengehalt enthalten Innereien – speziell Leber und Nieren. Gleichzeitig finden sich in diesen Organen jedoch auch die höchsten Mengen an Schadstoffen. Innereien sollen deshalb höchstens alle 14 Tage gegessen werden.

Schwierig ist es, mit einer fleischlosen Ernährung für ausreichend Eisen zu sorgen. Bei einer Unterversorgung mit Eisen kann der Körper zwar bis zu einem gewissen Maß die Fähigkeit verbessern, Eisen aus einem Lebensmitteln herauszuholen, die Voraussetzung ist jedoch, daß viele eisenreiche Getreide- und Gemüsesorten gemeinsam mit Vitamin-C-reichen Gemüse- oder

Obstsorten angeboten werden und das Kochwasser von eisenreichem Getreide und Gemüse mitaufgenommen wird. Wöchentlich sollten außerdem insgesamt 3 bis 4 Eidotter (eisenreich) auf dem Speiseplan stehen und Lebensmittel und Getränke wie z.B. Kaffee, die die Eisenaufnahme hemmen, sollten möglichst vermieden bzw. mengenmäßig eingeschränkt werden!

Bei allen tierischen Eiweißlieferanten ist zu beachten, daß beim rohen oder halbrohen Verzehr Lebensmittelvergiftungen oder Probleme mit Parasiten auftreten können. Prinzipiell sollte vorsichtshalber auf rohe oder halbrohe tierische Lebensmittel (z.B. *raw steak*) verzichtet werden, wenn die hygienische Qualität bei der Erzeugung und Verarbeitung nicht gesichert erscheint.

Kompakte Energieträger

Fette, Öle und Nüsse sind die kompaktesten Energieträger, die uns zur Verfügung stehen. In einem Gramm Fett sind mehr als doppelt soviel Kalorien enthalten wie in einem Gramm Eiweiß oder in einem Gramm Kohlenhydraten. Überschüssige Energie wird im Körper in Form von Fett als Reserve für schlechtere Zeiten eingelagert.

Fett ist jedoch nicht nur als Energiereserve wichtig sondern wirkt auch als Isolier- und Schutzmantel. Ferner dient es als Transportmedium für die in Nüssen und Ölen enthaltenen fettlöslichen Vitamine und für Aromastoffe. Für Zellwände und Hormone werden Fette als Bausubstanz benötigt, dazu müssen sie allerdings eine bestimmte Struktur aufweisen. Die enthaltenen Fettsäuren müssen sogenannte „Doppelbindungen" haben, wie das z.B. bei der Linolsäure der Fall ist. Diese wich-

Worauf Vegetarier achten sollten:

Eisenreiches Getreide:
Roggen, Hirse, Hafer (-flocken), Grünkern, Weizenkeimlinge
Eisenreiches Gemüse:
Hülsenfrüchte (Erbsen, Soja), Pilze, Schwarzwurzeln, Spinat, Fenchel, Broccoli und Kohl,
Die Eisenaufnahme fördern:
Vitamin-C-reiche Kombinationen (z.B. frischer Paprika mit Brot, Orangensaft zum Getreidegericht, frische Früchte im Müsli), kleine Mengen an Fisch (oder Fleisch) zu den Speisen (denn Vitamin C, Fisch und Fleisch vervierfachen die Ausnutzbarkeit an pflanzlichem Eisen!)
Die Eisenaufnahme hemmen:
Rhabarber, Spinat (wegen der enthaltenen Oxalsäure), sogenannte Alginate (z.B. Agar Agar), Kaffee und Schwarztee.

Energiegehalt der Nährstoffe im Vergleich

	Energie in Kalorien	Energie in Joule
1 Gramm Eiweiß	4 kcal	17 kJ
1 Gramm Fett	9 kcal	39 kJ
1 Gramm Kohlenhydrate	4 kcal	17 kJ

tigen „Baufette" finden sich speziell in Nüssen und daraus gewonnenen Ölen und Fetten, weshalb etwa ein Drittel des Nahrungsfettes aus pflanzlicher Quelle stammen sollte.

Diese 3 Eßlöffel an sichtbaren Streich- und Kochfetten liefern etwa 30 – 40 Gramm Fett. Das entspricht der Hälfte unseres durchschnittlichen Fettbedarfes. Der restliche Anteil Fett ist in anderen Lebensmittelgruppen versteckt, beispielsweise in Wurst, Käse, Knabbereien, Soßen oder Süßspeisen. Durchschnittlich essen EuropäerInnen doppelt soviel „verstecktes Fett" wie unser Körper braucht.

Tagesration an Fett

- *2 Eßlöffel Butter oder Margarine und*
- *1 Eßlöffel Pflanzenöl oder Nüsse*

Gebraten, gebacken, frittiert – mit der „Gaumenfreude" der typischen Hausmannskost steigt gleichzeitig der Gehalt an „verstecktem" Fett drastisch an. Eine Portion Pommes Frites (200g) oder Dreiviertel einer kleinen Packung Chips (75g) liefern bereits die gesamte 2. Hälfte der Tagesration an Fett. Ein Vergleich: Gekochte oder in Folie gebackene Kartoffeln sind praktisch fettfrei, als Pommes frites beinhalten sie etwa 15 % Fettanteil – wobei dieser Wert nur erreicht wird, wenn die Pommes in das schon erhitzte Fett gelegt werden, sodaß sich die Poren der Kartoffel schnell schließen können und „wenig" Fett aufnehmen.

Durstlöscher

Wasser ist eines der Urelemente. Chemisch betrachtet zählt es zwar nicht zu den Elementen, sondern setzt sich aus Wasserstoff und Sauerstoff zusammen. Wasser nimmt für jegliches Leben einen zentralen Stellenwert ein. Der Mensch besteht zu circa zwei Drittel aus Wasser. Dieser Zustand muß durch Aufnahme von Flüssigkeit und wasserreichen Speisen erhalten werden.

Wasser dient nicht nur in den Blut- und Lymphgefäßen als Transportmittel und versorgt die einzelnen Zellen mit Baustoffen und Energie. Eine wichtige Rolle spielt es auch bei der Verdauung unserer Nahrung und der Entgiftung des Körpers.

Wasser ist zudem notwendig, um die Körpertemperatur konstant zu halten. Einerseits gibt Wasser nur langsam Wärme ab und verhindert daher zu hohen Wärmeverlust, andererseits kann es aktiv über die Schweißdrüsen der Haut ausgeschieden werden und senkt so die Körpertemperatur. Letzteres schützt den Körper vor Überhitzung bei hohen Außentemperaturen oder bei anstrengender körperlicher Betätigung.

Während wir auf Nahrung wochenlang verzichten können, ohne gravierenden Schaden zu erleiden, sind wenige Tage ohne Wasser bereits lebensgefährdend. Ohne Wasser oder wasserreiche Lebensmittel (z.B. bei Wüstentouren ohne ausreichende Wasserreserven) kommt es rasch zu Verwirrtheitszuständen, zu Nieren- und Kreislaufversagen. Unser Körper versucht Wassermangel durch Durstgefühl zu verhindern: Sinkt der „Wasserspiegel" im Blut, so erhöht sich gleichzeitig die Konzentration der im Blut gelösten Salze und löst Durst aus.

Leider funktioniert das nicht immer. Im Alter bleibt das Durstgefühl häufig aus – ja, es scheint in einem gewissen Maß sogar aberziehbar zu sein. Daher ist es falsch, Kindern, die instinktiv nach Wasser verlangen, das Löschen des Durstes zu verwehren. Wenn sie „trinkfaul" werden, treten die ersten Symptome einer Wasserunterversorgung auf: Weniger Speichel wird gebildet, und die Niere spart Wasser ein und produziert nur noch wenig, aber hochkonzentrierten Harn. Dies ist für das Organ sehr belastend und kann längerfristig zu Nierenstörungen führen.

Purer Obstsaft enthält vier gehäufte Kaffeelöffel Zucker pro Glas. Bei 1 1/2 Litern würde das die Energie einer Mittagsmahlzeit enthalten! Auch Milchmix- oder Joghurtgetränke löschen den Durst nachhaltiger, wenn sie mit etwas Wasser „gespritzt" werden – wie z. B. das pikante türkische Ajran.

Alkoholische Getränke enthalten je Gramm Alkohol etwa 7 kcal und obendrein noch die Energie aus dem zugesetzten Zucker (Bier, Liköre). Außerdem braucht der Körper eine Extraportion Wasser, um den Alkohol entgiften zu können, was erklärt, warum bei viel Alkohol und wenig Wasser am nächsten Tag ein „Brand" zu löschen ist. Deshalb soll Wasser (Tee etc.) statt dessen oder zusätzlich als Durstlöscher dienen.

In der täglichen Getränkemenge können zwei bis drei Tassen Kaffee oder schwarzer Tee einberechnet werden. Diese enthalten jedoch Bestandteile (z.B. Röstprodukte), die über die Niere entsorgt werden müssen. Die Tradition zur typischen Kaffeespezialität Wiener Melange ein Glas Wasser zu servieren, ist daher sehr sinnvoll. Vegetarier sollten jedoch auf diese beiden „Genußgetränke" verzichten, da Kaffee und schwarzer Tee die Eisenaufnahme hemmen, wenn sie vor, zur oder kurz nach einer Mahlzeit genossen werden.

Wasserhaushalt

Circa die Hälfte des Wasserbedarfs unseres Körpers nehmen wir aus wasserreichen Nahrungsmitteln auf – insbesondere aus Obst und Gemüse, aber auch aus Suppen und Soßen.

Mindestens 1 1/2 Liter täglich (im Sommer bei großer Hitze zwei bis drei Liter) sollen wir zusätzlich trinken. Als Durstlöscher eignen sich Quell- oder Tafelwasser, Mineralwasser, sowie Kräuter- oder Früchtetee.

Lebensstil und Ernährungsweise in den westlichen Industrieländern

von Erika Diallo-Ginstl

*Trotz zunehmender ökonomischer Schwierigkeiten, die eine stei-
gende Arbeitslosigkeit und sinkende Kaufkraft bedingen, sind die
Menschen der Industrieländer, verglichen mit denen anderer Länder,
sehr wohlhabend. Welche Auswirkungen hat der Reichtum der Industrieländer auf das Ernährungsverhalten? Was bedeutet dieser
„Reichtum" für den Lebensalltag? Wie hoch ist der Preis dafür?*

Der Alltag bestimmt die Eßgewohnheiten

Menschen forschen, entwickeln, produzieren und konsumieren.
Die Wirtschaft soll ständig wachsen. Die Technologien entwickelt sich rasch, Ressourcen, wie Wasser und nicht erneuer-
bare Energiequellen, werden knapper, der Alltag hektischer...
Der ursprüngliche Sinn der Arbeit besteht aber darin, Primärbedürfnisse, zu denen auch Essen gehört, sowie klar definierte
soziale Interessen zu befriedigen. Die Bedingungen, die wir uns
in der westlichen Welt geschaffen haben, lassen uns oft nicht
die nötige Zeit, um unser Bedürfnis nach Essen genußvoll zu
befriedigen. Wir essen schnell und teilweise zu viel und nicht
selten im Schnellimbiß. Vom Alkohol abgesehen trinken wir zu

wenig. Ebenso gönnen wir uns nicht genug Schlaf, und der Sport zum Ausgleich zur Arbeit kommt vielfach auch zu kurz. Wieviele Menschen betätigen sich tatsächlich körperlich zwei- bis viermal pro Woche 1/2 Stunde bis eine Stunde derart, daß sie dabei ins Schwitzen kommen? Zum „Entspannen" wird eher eine Zigarette geraucht, ein Glas Wein oder Bier getrunken oder auch eine Tablette geschluckt.

Vielen von uns wird all dies zumindest zeitweise bewußt: Wir leiden darunter, „im Streß" zu sein und durch unser Leben zu hasten. Nur selten ändern wir etwas daran. Für die Lebensqualität ist das von großem Nachteil.

> **20 % der Weltbevölkerung haben die Besitzkontrolle über**
>
> ---
>
> *90 % des Welteinkommens*
> *95 % der wissenschaftlichen Kenntnisse*
> *90 % der Goldreserven*
> *und*
> *70 % des Fleischvorrates*

Was bedeutet Lebensqualität?

Sicherlich definiert jeder die Qualität seines Lebens unterschiedlich. Kaum jemand wird damit Freizeitstreß, Erlebnisdruck im Urlaub oder Konsumieren, wo und wann es nur geht, in Verbindung bringen. Dieses generelle Nicht-innehalten-können macht sich auch in den Eßgewohnheiten bemerkbar. In Harmonie ein Essen zu genießen, ist zur Seltenheit geworden. Wie auch – bei einer halben Stunde Mittagspause?

Das rapide Ansteigen der Eßstörungen seit den 60er Jahren unseres Jahrhunderts weist zum Teil auf den Druck hin, der auf den Menschen lastet. Bei Frauen, die bekannterweise stärker von gestörtem Eßverhalten betroffen sind, kommt der gesellschaftliche Druck, schön und attraktiv zu sein, noch dazu. Betrachten wir Empfehlungen von Ernährungswissenschaftlern, Medizinern, Biochemikern und Psychologen und im Vergleich dazu die Art, wie Lebensmittel produziert, vermarktet, eingekauft, gelagert, gekocht und verzehrt werden, können wir dazwischen eine große Kluft feststellen. Erkenntnisse der Wissenschaft genügen nicht allein, um Verhalten zu verändern und zu verbessern. Denn der einzelne Mensch mit seinen Gewohnheiten und

Faktoren für das, was uns schmeckt:
• *Erziehung*
• *Ausbildung*
• *Modeerscheinungen*
• *sozialer Status*
• *finanzielle Möglichkeiten*
• *klimatische Bedingungen*
• *Alter und Geschlecht*

Schwächen, eingebettet in sein Umfeld, muß einbezogen werden. Außerdem unterliegen Normen und Werte Veränderungen.

So gewinnt die Außer-Haus-Verpflegung immer größere Bedeutung. Bestimmte Regeln, wie, was und wann gegessen wird, werden neu bewertet. Und: Was üblich wird, gilt auch als „ganz normal". So gilt es zwar nicht als sonderlich gemütlich, eine Pizzaschnitte auf dem Weg von einem Termin zum anderen im Eilschritt zu essen, doch wird dies gesellschaftlich mittlerweile durchaus akzeptiert.

Erfreulicherweise steht aber, trotz des Zeitmangels im Alltag, alles was mit Essen zu tun hat, wie der Einkauf von Nahrungsmitteln, die Vorratshaltung, Nahrungszubereitung, das Essen und Trinken, sowie die Erwartung, daß das Essen und Trinken gut schmecken und auch gut vertragen werden soll, noch immer in engem Zusammenhang mit Genuß und Freude. Wie diese Bewertung des Genusses ausfällt, hängt wiederum von vielerlei Faktoren ab.

Verständnis geht durch den Magen

Traditionen beeinflussen das Ernährungsverhalten vieler Menschen. Veränderungen gehen teilweise langsam und von uns beinahe unbemerkt vor sich. Doch tragen Migrationsbewegungen sowie die steigende Reiselust der Menschen, besonders seit der zweiten Hälfte des 20. Jahrhunderts, dazu bei, „Exotisches" beim Essen zu schätzen und nicht mehr als „fremd" zu empfinden. Die internationale Küche wird von vielen Menschen gerne konsumiert. Fremde, ungewohnt schmeckende Speisen bringen anregende Abwechslung in den Alltag, und der Organismus wird mit allen notwendigen Nährstoffen auf phantasievollere Weise versorgt.

Der Lebensstil in der westlichen Welt hat sich stark verändert, ebenso die Art und Weise, wie eingekauft, gekocht und gegessen wird. Die Vielfalt der internationalen Küche wird anerkannt und genossen. Der Mensch ist neugierig, und das ist gut so. Nur so ist es möglich, auch Neues zu entdecken. In den letzten Jahren hat sich – besonders in den westlichen Industrieländern – ein starker Trend entwickelt, zwischen verschiedenen Eß- und Trinkkulturen hin- und herzupendeln.

Über's Essen wird der Zugang zu Menschen aus anderen Erdteilen gefühlsmäßig erleichtert, auch wenn uns vieles der anderen Kultur „fremd" und „eigenartig" anmutet und der Geschmack und die Zubereitungsarten anderer sich von dem, was man kennt und mag, unterscheidet. Doch werden dadurch unsere Sinne angeregt und somit erfreut. Essen ist ein Weg, Menschen anderer Kulturen zu schätzen, zu akzeptieren und zu respektieren.

Welternährungssituation und Gesundheit

Laut der Internationalen Ernährungskonferenz (Rom, 1992) sieht die Situation der Welternährung kurz vor der Jahrtausendwende folgendermaßen aus: „*Mehr als 500 Millionen Menschen der Welt sind chronisch unterernährt – davon sterben jährlich etwa 13 Millionen Kinder unter fünf Jahren an Infektionskrankheiten – vor allem in den Ländern Afrikas, Asiens und Lateinamerikas. Diese Infektionskrankheiten sind eine direkte oder indirekte Folge von Hunger und Fehlernährung. Rund 13 Millionen Kinder im Vorschulalter sind jedes Jahr gefährdet, an einer Vitamin-A-Mangelkrankheit zu erkranken – 500.000 dieser Kinder erblinden in der Folge daran. Über 1/4 der Weltbevölkerung leidet an Eisenmangel (d.h. etwa 1,5 Milliarden Menschen). Um Hunger sowie Mangel- und Fehlernährung verringern bzw. verhindern zu können, muß Armut als deren Hauptursache bekämpft werden. Die Interessensgegensätze zwischen den Entwicklungs- und Industrieländern sind aber einer Verbesserung der Welternährungslage nicht gerade förderlich.*"

Hunger und Unterernährung sind in den Entwicklungsländern konzentriert. Doch auch in Europa gibt es Gruppen von

Menschen, die hungern. Die Ernährungssituation ist von der Nahrungsmittelerzeugung, von einer funktionierenden Verteilung sowie vom Einkommen, aber auch dem Ernährungswissen der Menschen abhängig. Wächst die Bevölkerung, müssen mehr Nahrungsmittel produziert werden. Eine Produktionserhöhung bedeutet aber nicht gleichzeitig, daß sich jeder Mensch die angebotenen Nahrungsmittel auch leisten kann. In den Entwicklungsländern können sich rund 800 Millionen Menschen nicht ausreichend ernähren – weder im Hinblick auf die Energiezufuhr noch auf die empfohlene Nährstoffzufuhr – obwohl in den 80er Jahren in den Entwicklungsländern eine Steigerung der Nahrungsmittelproduktion von ca. 40 % stattgefunden hat (in Afrika 33 %).

Die Gesundheitspolitik beschäftigt sich weltweit mit der Ernährungssituation und dem Versorgungsstand von Lebensmitteln. Nicht nur ökonomische Aspekte der Landwirtschaft und Lebensmittelproduktion sollen berücksichtigt werden, sondern ebenso gesundheitsfördernde Gesichtspunkte. Nahrungssicherung sollte stets im Rahmen einer Gesundheits- und Ernährungspolitik betrieben werden!

Ernährungsempfehlungen

Ernährungsempfehlungen mit allgemeinen und weltweit gültigen Werten anzugeben, ist beinahe unmöglich. Der Nährstoffbedarf ist eine typenbezogene Größe, die abhängig ist von Alter, Geschlecht, Körperbau, physiologischem Status und genetischer Ausstattung. Der Energie- und Nährstoffbedarf einer Bevölkerungsgruppe setzt sich aus drei Komponenten zusammen:

- **Grundbedarf** (oder Ruheumsatz) ist der Energiebedarf eines Menschen, welcher Mangelerscheinungen verhüten soll.
- **Mehrbedarf,** eine Steigerung des Grundbedarfes, wird unter bestimmten physiologischen Bedingungen (Wachstum, Schwangerschaft, Stillzeit, Erkrankung, Streß, körperliche Aktivität) notwendig.
- **Sicherheitszuschlag** berücksichtigt die auftretenden Verluste von Nährstoffen, z.B. durch die Nahrungszubereitung.

Nehmen Menschen über einen längeren Zeitraum zu wenig Nahrung auf – sei dies wegen selbstgewählter Diät oder Nahrungsmittelknappheit als Folge von wirtschaftlichen Problemen, Naturkatastrophen oder auch Krieg – so wird ihr Grundumsatz nach und nach niedriger. Dies ist auch einer der Gründe, warum übergewichtige Menschen nach jeder Diät innerhalb eines kurzen Zeitraumes meist dicker werden als sie vorher waren: Da der Grundumsatz reduziert ist, nehmen sie rasch wieder an Gewicht zu, auch wenn sie sich nicht überkalorisch ernähren. Sie lernen außerdem bei keiner Diät, sich ein verändertes Ernährungsverhalten anzueignen. Gemeint ist ein Ernährungsverhalten, welches ein Leben lang realistisch beibehalten werden kann, weil das, was für den Körper gesund ist, gut schmeckt und man während der Mahlzeiten auch nicht auf den Genuß verzichten muß.

Energiebedarf für Erwachsene im Durchschnitt

- *weiblich ca.* — *2000 kcal/Tag*
- *männlich ca.* — *2200 kcal/Tag*
- *ab dem 65. Lebensjahr 1800 kcal/Tag*

(empfohlen von der Deutschen Gesellschaft für Ernährung, DGE)

Nährstoffverhältnis in Energieprozent

55 – 60 %   *Kohlenhydrate, davon max. 10 % in Form von Zucker;*
            30 g Ballaststoffe täglich
25 – 30 %   *Fette, davon wiederum nur 1/3 tierische und 2/3 pflanzlicher*
            Herkunft; max. 300 mg Cholesterinzufuhr
10 – 15 %   *Eiweiße, davon ebenfalls 1/3 tierischer und 2/3 pflanzlicher*
            Herkunft (die Eiweißzufuhr sollte etwa 0,8 g/kg des Körper-
            gewichtes ausmachen)

Erwiesenermaßen haben Menschen, die ein Leben lang wenig Nahrung aufnehmen (aus ideologischen oder situationsbedingten Gründen), einen geringeren Grundumsatz, verglichen mit jenen, die keine Einschränkungen bezüglich Nahrungsaufnahme auf sich nehmen (müssen). Das heißt, daß diese Menschen mit einer energetisch geringeren Nahrungsaufnahme auskommen müssen, was bei einer ausgewogenen Ernährungsform durchaus von Vorteil ist.

Menschen, die in den Tropen leben, haben im Vergleich zu denen in arktischen Gebieten einen um 10 – 20 % geringeren Grundumsatz. Der Grund dafür ist, daß wir Energie benötigen, um unsere Körpertemperatur konstant zu halten. Die Begriffe Energiebedarf und Nährstoffbedarf sollten nicht vermischt werden. Trotz energetisch ausreichender Nahrungsaufnahme kann ein unausgewogenes Nährstoffverhältnis oder eine unzureichende Zufuhr gewisser Nährstoffe zu Mangelerkrankungen führen.

Diese Empfehlungen können in etwa auch für jene Menschen als Richtwert genommen werden, die in anderen Ländern Mitteleuropas, Nordamerikas und in Industriestaaten leben – also überall dort, wo ähnliche Lebensbedingungen wie in den deutschsprachigen Ländern bestehen. Um ernährungsbedingten Krankheiten vorzubeugen, ist das Einhalten der Empfehlungen sinnvoll. Dadurch könnten eine zu hohe Energiezufuhr im allgemeinen sowie eine Überversorgung – z.B. mit Fett, Alkohol, Cholesterin, Purin, Kochsalz – und eine Unterversorgung durch mangelnde Aufnahme von Nahrungsenergie, fehlendes Vitamin D, Vitamin B2, Folsäure, Calcium, Eisen, Jod sowie Ballaststoffe verhindert werden.

Doch orientieren wir uns im allgemeinen im Alltag nicht nach Zahlen und Fakten – dies wäre auf Dauer nicht durchführbar. Viele hören aber auf ihre „innere Stimme" (wenn sie dies nicht aus Zeitmangel „verlernt haben") oder folgen Gewohntem und Erlerntem. Die innere Stimme ist jedoch nicht selten Verlierer im Wettkampf mit den auf lange Zeit geübten und gelebten Gewohnheiten.

Öfter essen, aber kleinere Portionen!

Eine niedrigere Frequenz der Mahlzeiten begünstigt Übergewicht – auf lange Sicht gesehen. Nicht selten kommt es dadurch zu Heißhungeranfällen, bei denen letztlich weitaus mehr als benötigt gegessen wird. Fleischspeisen werden im Schnitt an fünf Tagen pro Woche verzehrt, Fisch dagegen nur einmal vierzehntägig. Besser wäre es, pro Woche maximal dreimal Fleisch zu essen und wenigstens einmal Fisch!

Untersuchungen zeigen, daß der Energieanteil im Hinblick auf Eiweiß- und Fettaufnahme bei der deutschsprachigen Bevölkerung im allgemeinen deutlich höher liegt, als gut und ge-

---

Der Cholesteringehalt einiger Lebensmittel im Vergleich

100 g Kalbhirn	2000 mg
100 g Kalbsleber	360 mg
1 Hühnerei	300 mg (entspricht dem Grenzwert der täglichen Cholesterinaufnahme!)
100 g Schweinefleisch	70 mg
250 ml Milch	30 mg
100 g Butter	25 mg

sund ist. Zusätzliche Energie wird außerdem durch den hohen Alkoholkonsum zugeführt. Besonders der Fettkonsum ist bei Männern als auch bei Frauen um vieles zu hoch. Der Grenzwert der Cholesterinaufnahme (300mg) wird v.a. von Männern wegen ihres hohen Fleischkonsums häufig überschritten. Nahrungscholesterin ist in allen tierischen Nahrungsmitteln enthalten (besonders in Innereien, Eier, Butter, sowie Schalentieren).

Die Kohlenhydratzufuhr liegt bei Männern im unteren Grenzbereich, d.h. sie essen davon zu wenig. Frauen nehmen hingegen meist genügend Kohlenhydrate auf. Die hohe Zufuhr von Zucker spielt dabei eine wesentliche Rolle. Eine vermehrte Zufuhr von Kohlenhydraten in Form von stärkehaltiger Nahrung (Kartoffeln, Brot und Gebäck, Reis, Nudeln, Gemüse, Hülsenfrüchte) bei gleichzeitiger Verminderung zuckerhaltiger Speisen würde bei Frauen zu einem optimaleren Nährstoffverhältnis führen.

Ballaststoffreiche Nahrung wird von beiden Geschlechtern zu wenig konsumiert. Die empfohlenen 30g täglich werden kaum erreicht. Ballaststoffe sind in Hülsenfrüchten in großen Mengen, ausserdem im Brot (im Getreide generell), in Obst und in Gemüse enthalten.

Ernährungsbedingte „Wohlstandskrankheiten"

In den letzten 100 Jahren kam es in der westlichen Welt zu einer enormen Steigerung der Lebenswartung. Im deutschsprachigen Raum wurden um 1900 die Menschen im Durchschnitt 37 Jahre alt. Derzeit beträgt die Lebenserwartung bei Männern 72 und bei Frauen 78 Jahre. Besonders nach dem zweiten Weltkrieg kam es zu diesem Anstieg.

Die mittlere Lebenserwartung wird in Zukunft weiter zunehmen. Schwer abzuschätzen ist, wo das obere Limit sein wird. Die Sterbefälle aufgrund von Infektionskrankheiten sanken unter 1% – eventuell kann es wegen „neuer Seuchen" wie beispielsweise AIDS wieder zu einer Erhöhung kommen.

Der Wandel von Krankheiten und Todesursachen im 20. Jahrhundert

	1925	1960	1990
Infektionskrankheiten	21 %	6 %	1 %
(z.B. Lungenentzündung, Tuberkulose)			
Herz-Kreislauferkrankungen	15 %	40 %	50 %
bösartige Erkrankungen	12 %	18 %	23 %
(z.B. Krebs)			
unnatürliche Todesursachen	5 %	7 %	5 %
(z.B. Unfälle, Selbstmorde)			

In den Industrieländern lassen sich zwei Haupttodesursachen feststellen: Krebs und Herz-Kreislauf-Versagen. Wahrscheinlich ist, daß die Ursache dieser Krankheiten u.a. im ungesunden Lebensstil, wozu auch das Ernährungsverhalten der Menschen in den westlichen Industrieländern zählt, zu suchen ist.

Erfreulicherweise nehmen in der westlichen Welt und in den USA die Todesfälle bedingt durch Herzinfarkt – v.a. bei Männern – ab. In Ländern Skandinaviens (Finnland, Dänemark) und in Schottland gibt es mehr Fälle von Herzinfarkt als in den deutschsprachigen Ländern Schweiz, Deutschland und Österreich. In Italien, Frankreich und auch in Japan tritt diese Todesursache – trotz recht ähnlicher Bedingungen in Bezug auf Streß und Bewegungsmangel – nur sehr selten auf. Der Grund hierfür ist wahrscheinlich in einer gesünderen Ernährungsweise zu suchen. Die Kost der Japaner ist fettarm und fischreich. Im Durchschnitt liegt die Cholesterinaufnahme unter 175mg pro Tag. In den mediteranen Ländern Europas ist der Olivenölkonsum sehr hoch. Olivenöl enthält einen hohen Anteil an einfachen ungesättigten Fettsäuren.

Auch Umwelteinflüsse belasten unsere Gesundheit. Dagegen kann der einzelne meist jedoch wenig ausrichten. Eine Umstellung des Lebensstils sowie eine Veränderung des Ernährungsverhaltens ist aber für jeden möglich und trägt dazu bei, daß wir unsere Gesundheit stabilisieren und uns wohlfühlen! Natürlich führen nicht alle obengenannten Erkrankungen gleich zum Tode, sie behindern jedoch unser Wohlgefühl und schmälern die Lebensqualität drastisch. Sogenannte „Zivilisationskrankheiten" entstehen.

Diese Krankheiten sind ein Zeichen für Wohlstandsgesellschaften. Sie zu reduzieren wäre ein Leichtes. In der Zwischenkriegszeit beispielsweise existierten diese Erkrankungen in Europa in viel geringerem Ausmaß. Eine Umstellung verschiedener krankmachender Lebensgewohnheiten hin zu gesünderen würde die Lebensqualität mit mehr körperlichem, seelischem und sozialem Wohlbefinden beträchtlich erhöhen. Generelles Wohlfühlen ist das Ziel! Dies wäre natürlich auch im Alter anzustreben. Denn was nützt uns sonst eine stetige Zunahme der Lebenserwartung?

Die häufigsten Erkrankungen durch Fehlernährung

Herz- und Kreislaufbeschwerden:
Zu viel Nahrungsfett, v.a. tierisches wird konsumiert. Durch die hohe Zufuhr von tierischem Fett kommt es zu einer erhöhten Cholesterinaufnahme. Arteriosklerose, Herz- und Kreislaufbeschwerden werden dadurch begünstigt. Auch Bewegungsmangel, Streß und Nikotin erhöhen das Risiko. Jedoch haben all diese Gewohnheiten und Bedingungen in unserer „Zivilisation" einen festen Platz eingenommen und sind auch kaum mehr wegzudenken.

Diabetes mellitus:
Der sogenannte „Alterszucker" (Typ II) wird durch häufiges Naschen von Süßem aber auch durch zu fettes Essen gefördert. 80 % der Betroffenen sind übergewichtig. In den meisten Fällen haben die Erkrankten das 40. Lebensjahr bereits überschritten. Bereits eine kleine Umstellung der Ernährungsgewohnheiten sowie eine Gewichtsreduktion würde Erfolg bringen. Vielfach könnte dann in der Folge auch auf eine medikamentöse Therapie verzichtet werden. Nur ein kleiner Prozentsatz erkrankt an Diabetes mellitus des Tpys I, der infolge einer chronischen Stoffwechselentgleisung auftritt.

Gicht:
Menschen, die viel Fleisch, Alkohol und Fett konsumieren, sind gefährdet an Gicht zu erkranken. Auch hier ist ein Verzicht auf die „Verursacher" ein Mittel, wieder beschwerdefrei zu werden.

Bluthochdruck:
Menschen, die erhöhte Harnsäurewerte, erhöhte Blutzuckerwerte und Übergewicht aufweisen, leiden häufig auch an Bluthochdruck. Wie auch bei Herz- und Kreislauferkrankungen wird Bluthochdruck durch Streß, Nikotin und Bewegungsmangel begünstigt.

Verzeichnis der Fachausdrücke

Adstringierend: die Mundschleimhaut zusammenziehend.

Anabolisch: den Aufbaustoffwechsel, z. B. der Muskeln, fördernde Substanzen.

Anthropophagie: Menschenfresserei.

Cachewnuß: Frucht des tropischen Kaschubaumes (Anacardium occidentale).

Deva: die den Pflanzen innewohnende Kraft, die als Pflanzengeist oder Göttin verehrt wird.

Drawiden: Angehörige der südindischen Völkergruppe (z. B. Tamilen, Telugu).

Emmer: Weizenart.

Evolutionismus: Vorstellung, daß alle Kulturen bestimmte, für die ganze Menschheit im wesentlichen gleichartige Entwicklungsstadien durchlaufen, die von einer primitiven Basis ausgehend immer komplexer werden.

Fermentation: Gärung, z. B. mittels Milchsäure, Essig.

Globalisierung: weltweite Vernetzung der Märkte.

Karmisch: aus Indien kommende Vorstellung, derzufolge das ethische Verhalten eines Menschen Einfluß auf sein weiteres Leben und seine späteren Inkarnationen hat.

Kultigen: Pflanze, die in einem bestimmten Biotop, wie z. B. einer Milpa, kultiviert wird.

Kulturmaterialismus: Richtung in der Ethnologie, welche davon ausgeht, daß jegliches Handeln des Menschen ökonomisch orientiert ist.

Kulturrelativismus: Vorstellung, nach welcher kulturelle Phänomene nur in ihrem Kontext verstanden und beurteilt werden können.

Kulturstrukturalismus: Richtung in der Ethnologie, bei welcher nicht so sehr die Phänomene selbst, sondern ihre Beziehungen zueinander untersucht werden.

Milpa: (von Aztekisch *milpalli*), ein temporär angelegtes und vielseitig genutztes Maismischfeld im tropischen Regenwald.

Pekannuß: Frucht des amerikanischen Pekannußbaumes.

Plantane: Kochbanane.

Positivistisch: wissenschaftliche Grundvoraussetzung, nach der Erkenntnisse nur auf der Basis von meß- und wägbaren Daten zustande kommen.

Powwow: Fest der Plains-Indianerstämme der großen Ebenen im Mittelwesten Nordamerikas, bei dem getanzt und gesungen wird. Hier im Sinne eines Potlatchs gemeint, einer ritualisierten Schenkaktion, bei der die Anzahl der Geschenke den sozialen Status des schenkenden Mannes bestimmt.

Prähominid: entwicklungsgeschichtlicher Vorfahre des Menschen, wie die Primatenaffen.

Sannyasin: ein Inder, der aus spirituellem Erkenntnisstreben der Welt entsagt; im heutigen Sprachgebrauch auch ein Anhänger eines Weisheitslehrers.

Sorghum: in Afrika verbreitete Getreideart.

Superfood: Nahrungsmittel, mit welchem eine Bevölkerung den Hauptanteil seines Kalorienbedarfes abdeckt.

Theravada: (buddh.) eine der buddhistischen Schulen. Das in Thailand, Laos, Burma, Sri Lanka vorherrschende sog. „kleine Fahrzeug", eine Bezeichnung für die Theravada-Richtung, empfiehlt den individuellen Weg zur Erlösung, zum Nirvana.

Yin-Yang: Yin steht im asiatischen Denken für die in der Schöpfung wirkenden weiblichen Kräfte, Yang für die männlichen. Nur beide zusammen bilden den Kosmos.

Die Autoren

Mag. Dr. rer. nat. Erika Diallo-Ginstl, Ethnologin und Ernährungswissenschafterin, arbeitet an einer Universitäts-Kinderklinik in Wien. Sie führt Ernährungsschulungen durch: Ihre Spezialgebiete sind Eßstörungen, Ernährungsgewohnheiten sowie alternative Kostformen. Häufige Forschungsaufenthalte in Westafrika (die Familie ihres Mannes lebt im Senegal) und in Asien (China, Indonesien, Thailand).

Mamadou Diallo beschäftigt sich seit vielen Jahren mit den traditionellen Ernährungs- und Kochgewohnheiten im Senegal sowie Ernährungsweisen im Kulturvergleich.

Dr. Wolf Dieter Storl unterrichtete 20 Jahre lang Kulturanthropologie, Soziologie und Ethnologie an Universitäten in den USA und als Gastdozent in Österreich und der Schweiz. Zahlreiche Publikationen zu seinen Erfahrungen aus Studienreisen sowie ethnographischen und ethnobotanischen Feldforschungen (z.B. bei den Medizinmännern der Northern Cheyenne oder bei den Shivaiten in Indien und Nepal).

Dr. phil. Christian Rätsch ist Ethnopharmokologe und Altamerikanist. Er lebte fast drei Jahre mit den Lakandonen-Indianern im mexikanischen Regenwald und erforscht seit zwei Jahrzehnten den ethnomedizinischen und rituellen Gebrauch von Pflanzen, besonders die kulturelle Nutzung psychoaktiver Gewächse im Schamanismus. Er ist ethnologischer Beirat des Europäischen Collegiums für Bewußtseinsstudien (ECBS) und im Vorstand der Arbeitsgemeinschaft Ethnomedizin (AGEM).

Mag. rer. nat. Ingeborg Hanreich ist Ernährungswissenschafterin. Schwerpunkte ihrer Arbeit sind Säuglings- und Kinderernährung, Ernährung während der Schwangerschaft und Stillzeit.

Dr. med. Peter Kaiser, Koch, Arzt, Tropenmediziner und Ethnologe. Zu seinen Arbeitsgebieten gehören Interkulturelle Medizin, Ernährungsweisen, Religion und Medizin; Feldforschungen in Thailand, Kambodscha und Indien.

Weiterführende Literatur

Acuff, Steven: Das Makrobiotische Gesundheitsbuch. München 1989

Aihara, Cornellia: Säuren und Basen - Synthese aus dem westlichen Säure-Base-Modell und dem östlichen Yin/Yan-Prinzip. Holthausen 1988

Braem, Harald: Die magische Welt der Schamanen und Höhlenbewohner. Köln 1994

Brown, Edward E.: Das ZEN-Kochbuch für Vegetarier. München 1996

Chagnon, N. A. Yanomamö: The Fierce People. New York 1968

Chang, Stephen T.: Das Tao der Ernährung. Genf, München 1993

Descamps, Hubert: Hippokrates hatte recht - Der makrobiotische Beweis. Ilmensee 1996

De Vries, Herman: Natural Relations. Carl Ernst Osthaus Museum, Hagen. Nürnberg 1989

Diallo-Ginstl, Erika: Die Ernährungswissenschaft ethnologisch betrachtet – am Beispiel eines Vergleiches zwischen den Fulbe Senegals und Österreich – in interkulturellen Partnerschaften. Begegnungen der Lebensformen und Geschlechter. Frankfurt am Main 1996

Douglas, Mary: Reinheit und Gefährdung. Berlin 1985

Douglas, Mary: Ritual, Tabu und Körpersymbolik. Frankfurt am Main 1986

East West Foundation: Krebs-Frei - 30 Siege über Krebs auf natürliche Weise. Völklingen 1993

Elmadfa, Ibrahim & Claus Leitzmann: Ernährung des Menschen. Stuttgart 1990

Ernährung Sonderheft, DAO Magazin fernöstlicher Lebenskunst. Hamburg 1996

Flaws, Bob/Wolfe H. Lee: Das Yin und Yang der Ernährung. Bern 1992

Franke, Wolfgang: Wildgemüse. AID Verbraucherdienst, Bonn 1990

Frawley, David: Ayurvedic Healing. Delhi 1992

Gasiet, S.: Menschliche Motivation. Berlin 1985

Gatterburg, Angela: Stampf, Olaf: „Fleisch ist Mord", in: Spiegel Special. Hamburg 1996

Girtler, Roland: „Die 10 Gebote der Feldforschung", in: Sozialwissenschaften und Berufspraxis (Berufsverband Deutscher Soziologen, Hrsg.), Heft 4. Bonn 1996

Glander, Kenneth: „Nonhuman Primate Self-Medication with Wild Plant Foods". in: Eating on the Wild Side (ed. Etkin, Nina L.). University of Arizona, Tuscon 1994

Grimm, Hans-Ulrich:"Aroma mit Maske", in: Spiegel Special. Hamburg 1996

Hanreich, Ingeborg: Handbuch Säuglingsernährung. Wien 1994

Harris, Marvin: Wohlgeschmack und Widerwillen - Die Rätsel der Nahrungstabus. Stuttgart 1991

Harris, Marvin: Kannibalen und Könige. München 1995

Harris, Marvin: Menschen. München 1996

Hasenfratz, H.-P: Die religiöse Welt der Germanen. Freiburg 1992

Hauschka, Rudolf: Ernährungslehre. Frankfurt/Main 1970

Hauser-Schäublin, B. (Red.), mit Beiträgen von Baer, G./Gantner, T. u.a.: Rund ums Essen. Reihe: Mensch, Kultur, Umwelt. Basel, Boston, Stuttgart 1986

Heinen, Martha: Kochen und leben mit den Fünf Elementen. Aitrang 1994

Heinz, H. J./Maguire B.:"The Ethnobiology of the !Ko-Bushmen – Their Ethnobotanical Knowledge and Plant Lore", in: Occasional Papers, No. 1. Botswana Society, Gaberone 1974

Heymann-Sukphan: Die Poesie der thailändischen Küche. Aarau 1995

Jarvis, D. C.:5 x 20 Jahre leben. Bern 1989

Johari, Harish: Das Ayuveda-Kochbuch. Aitrang 1992

King, Frances B.: „Interpreting Wild Plant Foods in the Archaeological Record", in: Eating on the Wild Side (Hrsg. Etkin, Nina L.). University of Arizona, Tucson 1994

Kushi, Aveline & Michio: Allergien und Immunsystem. Völklingen 1988

Lad, Vasant: Ayurveda – The Science of Healing. Delhi 1994

Lee, Richard/DeVore, Irvin: Kalahari Hunter-Gatherers – Studies of the !Kung-San and their Neighbors. Cambridge 1968

Lee, R. B.:"!Kung Bushmen Subsistence – An Input Output Analysis", in: Environment and Cultural Behavior (ed. Vaida, A. P.). New York 1969

Lévi-Strauss, Claude: Kleine Abhandlung in kulinarischer Ethnologie, in: Mythologica III, der Ursprung der Tischsitten. Frankfurt am Main 1973

Luna, Luis Eduardo: Plant Spirits in Ayahuasca Visions by Peruvian Painter, Pablo Amaringo Integration No.1/91 (ed. De Vries, H.). Eschenau 1991

Mead, Margaret/Guthe, D. H.: Manual for the Study of Food Habits. 1945

Mezei, Hannelore: Das Geheimnis der Asiaten – Lebensstil, Ernährung, Bewegung, Leben. Wien, Stuttgart 1996

Michler, Walter: Weißbuch Afrika. Bonn 1991

Muramoto, Noboru: Natürliche Immunität - Einblick in die Zusammenhänge zwischen Ernährung und Aids. Holthausen 1990

Nohlen, Dieter/Nuscheler, Franz: Handbuch der Dritten Welt. Bonn 1993

Pi-Sunyer, Oriol/Salzmann, Zdenek: Humanity and Culture. Boston 1978

Plog Fred/Bates Daniel G.: Cultural Anthropology. New York 1980

Pollmer Ute/Fock, Andrea/Gonder, Ulrike/Haug, Karin: Prost Mahlzeit! Krank durch gesunde Ernährung. 1994

Rappaport, Roy: Pigs for the Ancestors - Ritual in the Ecology of a New Guinea People. New Haven 1968

Rosenberg, Kerstin Dorés: Das Ayurveda Ernährungsbuch. München 1994

Sahlins, Marshall: Stone Age Economics. New York 1972

Scheffer Mechthild/Storl, Wolf-Dieter: Die Seelenpflanzen des Edward Bach. München 1995

Schmidt, Gerhard: Dynamische Ernährungslehre Bd I. Proteus, St.Gallen 1982

Schubert, Ursula B./Neutzler, Wolfgang: Fasten und Essen. München 1994

Sheldrake, Rupert: Das schöpferische Universum. München 1983

Singh, Kushwanth: Not a Nice Man to Know. New Delhi 1993

Steiger, H.: Geheimnisse unserer Pflanzen. Lausanne 1990

Storl, Wolf-Dieter: Kosmisch Kochen, in: Esotera 4/89. Freiburg 1989

Storl, Wolf-Dieter: Der Garten als Mikrokosmos. München 1992

Storl, Wolf-Dieter: Von Heilkräutern und Pflanzengottheiten. Braunschweig 1993

Storl, Wolf-Dieter: Heilkräuter und Zauberpflanzen zwischen Haustür und Gartentor. Aarau 1996

Storl, Wolf-Dieter: Kräuterkunde. Braunschweig 1996

Storl, Wolf-Dieter: Pflanzendevas - Die Göttin und ihre Pflanzenengel. Aarau 1997

Sudham, Pira: People of Esarn. Bangkok 1980

Svoboda, Robert E.: Ayurveda - Life, Health and Longevity. New Delhi 1993

Temelie, Barbara/Trebuth, Beatrice: Die Fünf Elemente -Ernährung für Mutter und Kind. Sulzberg 1994

Tolsdorf, Ulrich: Das Eigene und das Fremde - Küchen und Kulturen im Kontakt, in: Wierbacher: Kulturthema. Essen, Berlin 1993

Verma, Vinod: Gesund und vital durch Ayurveda. Bern 1995

Warren, Wiliam: Thailand - The Beautiful Cookbook. Sydney 1992

Werner, Bruno: Energie und Ernährung im Rhythmus der Jahreszeiten. München 1994

Wolfsberger Johanna: Johanna's Naturküche. Großpetersdorf 1995

SCHÄTZE DER GESUNDHEIT

Herausgeberin: Christine E. Gottschalk-Batschkus

Diese völlig neue Buchreihe lädt ein zu einer faszinierenden Entdeckungsreise.
Namhafte Forscher erschließen uns verborgenes Wissen und jahrtausendealte Geheimnisse von Urvölkern zu Gesundheit und Heilung.

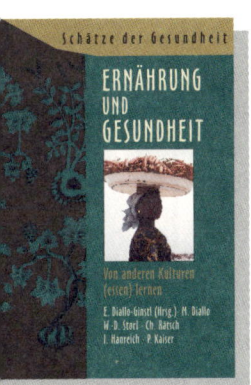

E.Diallo-Ginstl
(Hrsg.)
**Ernährung und
Gesundheit**
Von anderen
Kulturen
(essen) lernen
Geb., 144 S. mit
ca. 35 farb. Abb.

Ernährungsbedingte (Wohlstands-) Krankheiten sind heute keine
Seltenheit mehr. Dieser Band enthüllt die Zusammenhänge zwischen Nahrung und Lebensqualität. Er erläutert die wesentlichen
Gesichtspunkte einer gesunden Ernährung. Traditionelle Eß- und
Kochgewohnheiten anderer Kulturen, bei denen Krankheiten wie
Herzinfarkt oder Arteriosklerose weitgehend unbekannt sind,
werden anschaulich dargestellt.

H. Lechleitner
(Hrsg.)
**Selbstheilungs-
kräfte**
Die Quelle zur
Stärkung und
Heilung im
eigenen Ich
Geb., 136 S. mit
ca. 30 farb. Abb.

Die Aktivierung der Selbstheilungskräfte des Körpers ist häufig
fester Bestandteil von Heilungsritualen. Dieses Buch vergleicht
Schamanen- und Heilbräuche verschiedener Völker und stellt eine
Verbindung zwischen traditionellen Ritualen zu modernen Heilweisen her. Es eröffnet neue Perspektiven für die Bewältigung von
Krankheiten und zeigt ganz konkret, mit welchen Methoden der
Körper entspannt und das Immunsystem gestärkt werden kann.

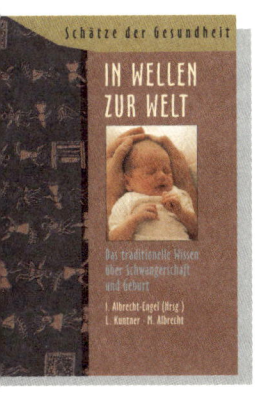

I. Albrecht-Engel
(Hrsg.)
**In Wellen zur
Welt**
Das traditionelle
Wissen über
Schwangerschaft
und Geburt
Geb., 144 S. mit
ca. 30 farb. Abb.

Eine Geburt ist ein ganz natürlicher Vorgang, doch vielfach haben
Frauen die Fähigkeit verlernt, ihrem Körper zu vertrauen. Dieses
Buch zeigt, wie Frauen in anderen Kulturen Kinder ohne technische Hilfe zur Welt bringen. Es gibt Anregungen für eine aktivere
Geburtsgestaltung und erklärt, wie Komplikationen bei der Geburt
vermieden werden können. Der westlichen Geburtshilfe werden
Beispiele aus außereuropäischen Kulturen gegenübergestellt.

Ch. Rätsch
**Medizin aus
dem Regenwald**
Die Weisheit der
Naturvölker
Geb., 144 S. mit
ca. 60 farb. Abb.

Dieser Band macht den Leser mit der faszinierenden Welt der
Regenwaldmedizin vertraut. Detailliert und informativ beschreibt
er die Wirkungen und den Gebrauch einzelner Pflanzen – und
weiht so in das kostbare Heilpflanzenwissen ein, das die Regenwaldbewohner seit Jahrtausenden nutzen und pflegen. Ein unverzichtbarer Naturmedizin-Ratgeber mit vielen Tips und wertvollen
Informationen.

ARBEITSGEMEINSCHAFT
ETHNOMEDIZIN e.V.
SOCIETY FOR ETHNOMEDICINE

curare

Zeitschrift für Ethnomedizin
Herausgegeben von der Arbeitsgemeinschaft Ethnomedizin

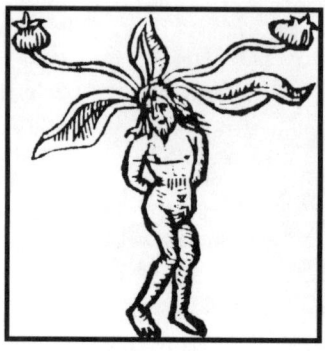 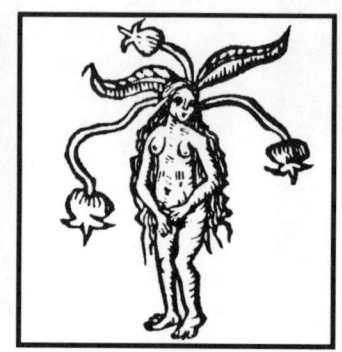

Die Arbeitsgemeinschaft Ethnomedizin (AGEM) ist eine gemeinnützige, interdisziplinäre Gesellschaft.

Die AGEM gibt die Zeitschrift curare, zahlreiche Sonderbände und einen Rundbrief heraus.

Forschungsbereiche spannen sich kulturübergreifend von der medizinischen Kenntnis der Laien bis zu der der traditionellen Heilkundigen in Gegenwart und Vergangenheit. Die Ethnomedizin vergleicht verschiedene Heilweisen, Heilmittel und -konzepte.

Aktuelle Schwerpunkte bilden die Integration kulturfremder Krankheitsvorstellungen und Behandlungskonzepte (Migranten) und die Neubewertung von Heilkundigen und Volksmedizin (z.B. Naturheilkunde).

Fordern Sie an:

- das **Informationsmaterial** über AGEM;
- die aktuelle **Publikationsliste;**
- den **Veranstaltungskalender;**
- den **kostenlosen Rundbrief** der AGEM.

Ethnomedizinische Betrachtungen können uns einen Spiegel vorhalten, in dem wir die Vorzüge und Nachteile unserer eigenen Kultur besser erkennen.

Wissen aus anderen medizinischen Systemen kann auch in einer Zeit der Besinnung auf die Grundbedürfnisse des Menschen und seiner Gesundheit, die von der naturwissenschaftlichen Medizin nicht mehr abgedeckt werden, neue Lösungsmöglichkeiten aufzeigen.

Ihren **Mitgliedern** bietet die AGEM:

- den Bezug der Zeitschrift **curare;**
- Vergünstigungen für Publikationen;
- Subskriptionsangebote;
- ermäßigte Tagungsteilnahmen;
- Informations- und Beratungsservice.

Arbeitsgemeinschaft Ethnomedizin, AGEM
Von-der-Tann Str.3-5
D-82346 Andechs
Germany
Fax: +49-8152-373-70
e-mail: 100042.1504@compuserve.com
INTERNET: http://www.med.uni-muenchen.de/medpsy/ethr